HIER BEWEGT SICH WAS

Es wurde in diesem Buch die weibliche Schreibweise gewählt – selbstverständlich sind aber immer auch die Übungsleiter mit angesprochen.

Alle hier vorgeschlagenen Übungen und Spielideen wurden von der Redakteurin, vom Herausgeber und vom Verlag sorgfältig erwogen und geprüft. Dennoch erfolgt ihre Durchführung auf eigene Gefahr und entbindet die Übungsleiterinnen und Übungsleiter nicht von der Beachtung individueller Gefahrenmomente und der Planung entsprechender Sicherheitsmaßnahmen.

Eine Haftung der Redakteurin, des Herausgebers bzw. des Verlags und seiner Beauftragten ist ausgeschlossen.

Deutsche Turnerjugend (Hrsg.)

HIER BEWEGT SICH WAS

Eltern-Kind-Turnen und Kinderturnen
in Kindergarten, Schule und Verein

KINDERTURNEN IS(S)T GESUND

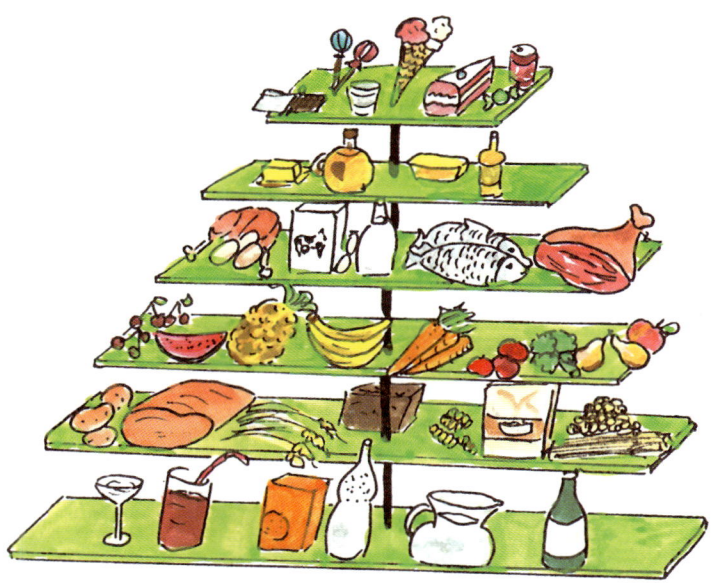

Meyer & Meyer Verlag

Herausgeber:
Deutsche Turnerjugend

Redaktion:
Nicole Gebhardt

Autorinnen: Ursula Steinau
Nicole Gebhardt

Illustrationen:
Imke Habben

Papier aus nachweislich umweltverträglicher Forstwirtschaft.
Garantiert nicht aus abgeholzten Urwäldern!

Kinderturnen is(s)t gesund

Bibliografische Information der Deutschen Nationalbibliothek
Die Deutsche Nationalbibliothek verzeichnet diese Publikation in der Deutschen
Nationalbibliografie; detaillierte bibliografische Details sind im Internet über
<http://cnb.d-nb.de> abrufbar.

Alle Rechte, insbesondere das Recht der Vervielfältigung und Verbreitung sowie das
Recht der Übersetzung, vorbehalten. Kein Teil des Werkes darf in irgendeiner Form –
durch Fotokopie, Mikrofilm oder ein anderes Verfahren – ohne schriftliche Genehmigung
des Verlages reproduziert oder unter Verwendung elektronischer Systeme verarbeitet,
gespeichert, vervielfältigt oder verbreitet werden.

© 2010 by Meyer & Meyer Verlag, Aachen
Auckland, Beirut, Budapest, Cairo, Cape Town, Dubai, Graz, Indianapolis,
Maidenhead, Melbourne, Olten, Singapore, Tehran, Toronto
Member of the World
Sport Publishers' Association (WSPA)
Druck und Bindung: B.O.S.S Druck und Medien GmbH
ISBN 978-3-89899-486-6
E-Mail: verlag@m-m-sports.com
www.dersportverlag.de

Inhalt

Liebe Leserinnen und Leser! 7

Fingerspiele, Lieder und Sprechrhythmen ... 9
Els-chen, Schmälz-chen 10
Tomatensalat 11
Backe, backe, Kuchen 12
Im Laden vom kleinen Kaufmann Dickel 14
Wir turnen heut im Käsekeller 16

Bewegungsgeschichten 17
Eine rattenscharfe Turnstunde (Teil 1) 18

Kleine Spiele 29
Leckeres Begrüßungs-Allerlei 30
Käsekorb 32

Kleingeräte — übliche und ungewöhnliche . 33
Schlaraffenland 34
Mäusejagd im Käsekeller 37

Großgeräte und Bewegungslandschaften ... 51
Wo kommt unser Essen her? 52
Eine rattenscharfe Turnstunde (Teil 2) 54

Wahrnehmung 59
Hexentopf 60
Feuer-Wasser-Blitz mit Milchprodukten 61
Riesen-Sandwich 62
Spaghettiteller 64

Attraktive Aktionen 65
Essensralley 66
Zuckerwürfel-Trimmspielplatz 68

Kreativecke 77
Die Ernährungspyramide zum Ausmalen 78
Lebensmittel-Bilder und –Collagen 80
Das Kinderturn-Kochbuch 82

DTB Kinderturn-Club 83
Zuckerfalle oder Zaubersnack 88

Das Autorinnenteam 92

Interessante Adressen und Internetlinks .. 93

Liebe Leserinnen, lieber Leser!

Gesunde Ernährung und Bewegung sind durch veränderte Lebensbedingungen ein zentrales Thema unserer heutigen Gesellschaft geworden und gewinnen in der Entwicklung unserer Kinder zunehmend eine größere Bedeutung.

Die in dieser Pipo-Ausgabe vorgestellten Bewegungsanregungen rund um das Thema „Gesunde Ernährung" bringen viel Spaß und Motivation in die Turnstunden. Rollenspiel, Bewegungsspiele, Bewegungsgeschichten, Bewegungslandschaften oder Wahrnehmungsspiele bieten viele Möglichkeiten, um Lerninhalte einfließen zu lassen. Experimentieren und Lernen werden eng mit Bewegung verknüpft und so zu einem tollen Erlebnis.

Auch in dieser Broschüre kennzeichnen Symbole, welche Ideen für die einzelnen Altersgruppen besonders zu empfehlen sind.

Symbole

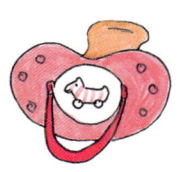 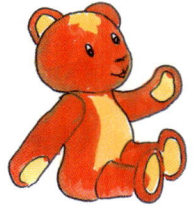 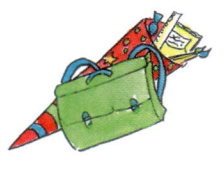 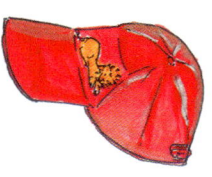

Schnuller	**Teddy**	**Schultüte**	**Kappe**
Eltern-Kind-Bereich	Kindergartenalter	Vorschulalter + 1./2. Schuljahr	3./4. Schuljahr
bis 3 Jahre	3-5 Jahre	5-8 Jahre	8-10 Jahre

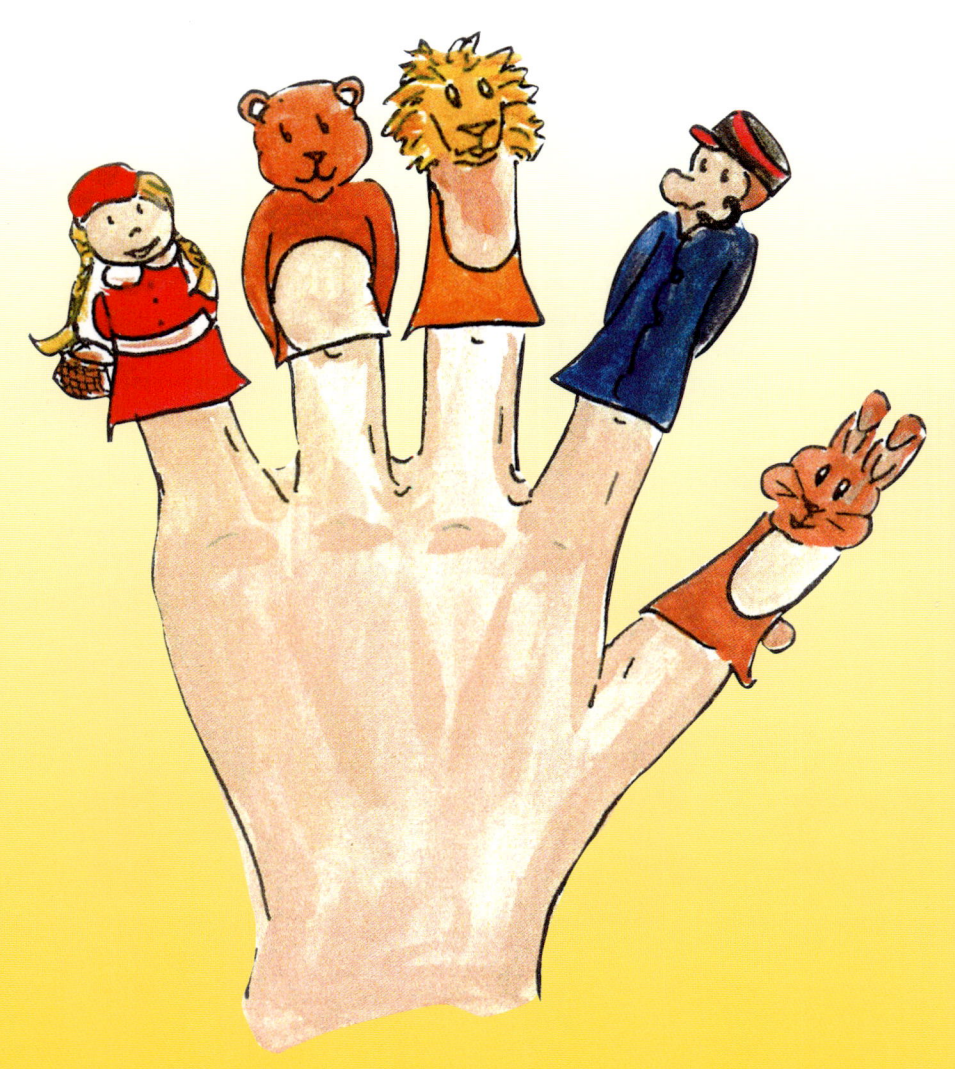

Fingerspiele, Lieder und Sprechrhythmen

Die Sprachentwicklung und die Vernetzung der beiden Gehirnhälften werden durch Singen und Sprechen von Liedern und Sprechreimen in Kombination mit rhythmischen Bewegungen angeregt. Die Kinder bekommen Kontakt mit geformter Sprache, mit Rhythmus und Reim, ihr aktiver und passiver Wortschatz wird erweitert, das Gedächtnis geschult und die Koordinations- und Konzentrationsfähigkeit gefördert. Durch das gemeinsame Sprechen, Spielen und Singen wird das Gruppengefühl gefördert, noch abseitsstehende Kinder können integriert werden.

Die in diesem Kapitel vorgestellten Bewegungsideen können zu Beginn der Stunde, aber auch als Abschluss eingesetzt werden.

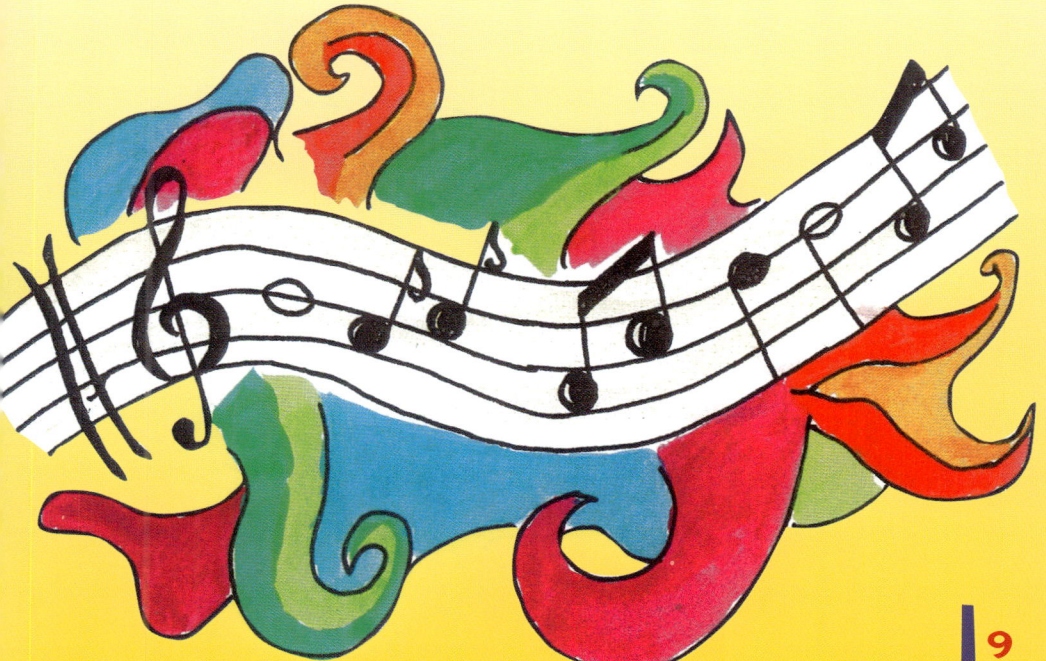

Els-chen, Schmälz-chen

(altes Fingerspiel – überliefert)
Idee: Ursula Steinau

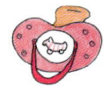

Els-chen, Schmälz-chen, Sälz-chen
gib ihm
ein Butterweckelchen

Die Hand der Kleinkindes in die eigene legen, die Handinnenfläche zeigt nach oben, bei „Els-chen, Schmälz-chen, Sälz-chen" - mit den Fingerkuppen der anderen Hand sanft über die Handinnenfläche des Kindes streichen. Bei „gib ihm" – die Fingerkuppen sanft in die Mitte der Handinnenfläche des Kindes drücken. Bei „ein Butterweckelchen" – mit den Fingerkuppen in der Handinnenfläche des Kindes krabbeln.

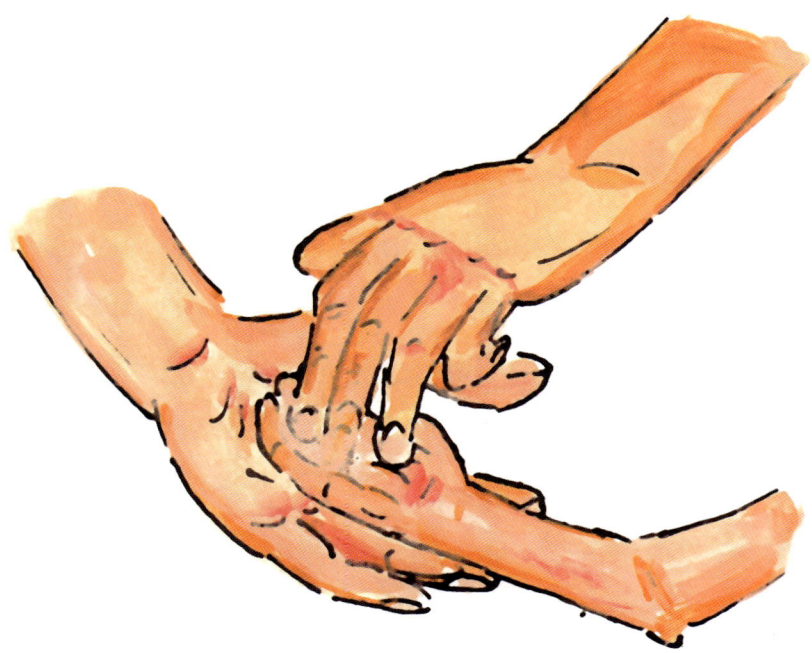

FINGERSPIELE, LIEDER UND SPRECHRHYTHMEN

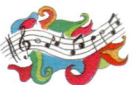

TOMATENSALAT

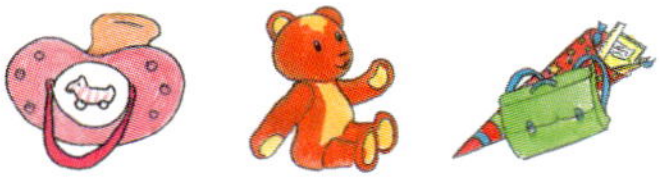

(Sprechgesang – überliefert)
Idee: Ursula Steinau

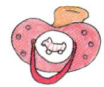 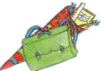

„Wir essen heut Tomatensalat, Tomatensalat, Tomatensalat
wir essen heut Tomatensalat, Toma – a – tensalat
To – o – maten, To – o – maten, To – o – maten
die essen wir alle so gern."

Zu diesem Sprechgesang klatschen die Kinder in die Hände, auf die Schenkel, auf den Boden oder stampfen mit den Füßen auf den Boden.

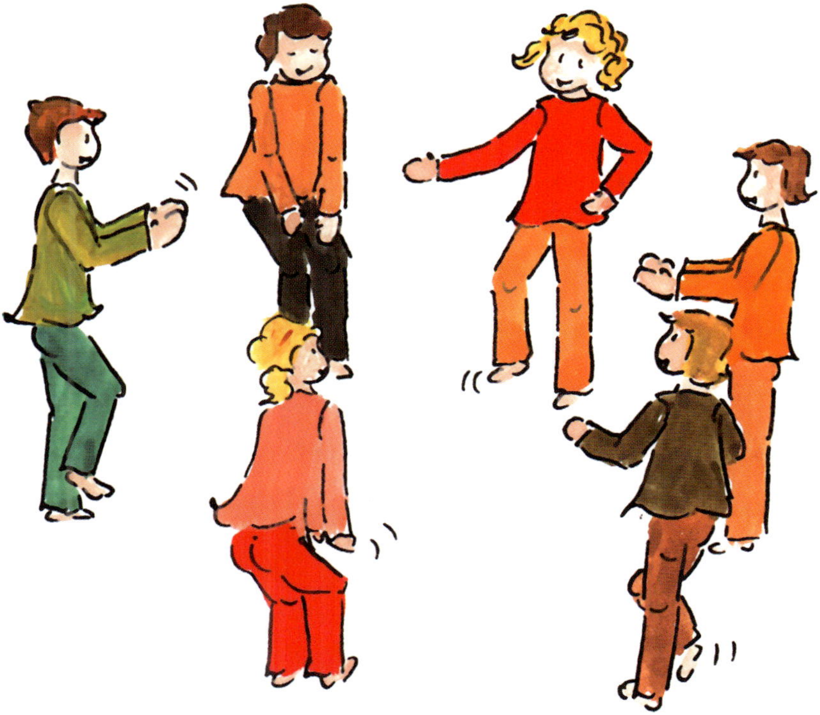

Fingerspiele, Lieder und Sprechrhythmen

Backe, backe, Kuchen

(altes Klatschspiel – überliefert)
Idee: Ursula Steinau

Backe, backe, Kuchen,
der Bäcker hat gerufen,
wer will feinen Kuchen backen,
der muss haben sieben Sachen,
Eier und Salz, Butter und Schmalz, Milch und Mehl
Safran macht den Kuchen gel',
schiiiiieb's in den Ofen hinein.

1. Spielvariante:

Dieser Spruch wird im rhythmischen Sprechgesang gesungen und durch rhythmisches In-die-Hände-Klatschen begleitet – bei „schieb's in den Ofen hinein" werden die Arme weit nach vorn gestreckt. Ganz kleinen Kindern können dabei die Hände geführt werden.

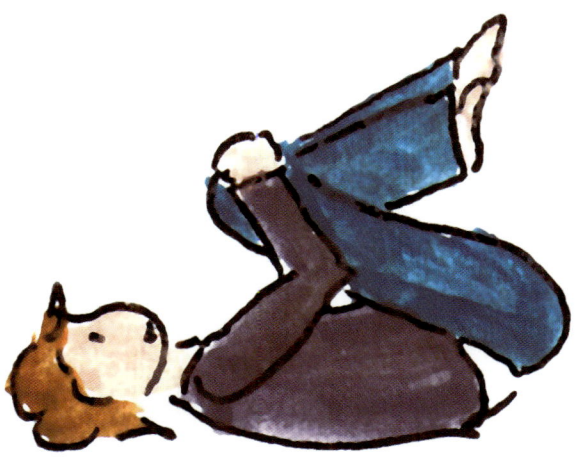

2. SPIELVARIANTE:

Der Spruch wird wie bei Variante 1, im rhythmischen Sprechgesang, gesungen, jedoch durch rhythmisches Klatschen der Füße begleitet – bei „schieb's in den Ofen hinein" werden die Fußsohlen aneinandergedrückt und die Füße zum Bauch hin geschoben. Kinder können bei diesem Spiel auf dem Rücken liegen oder auf dem Schoß sitzen, die Füße werden geführt.

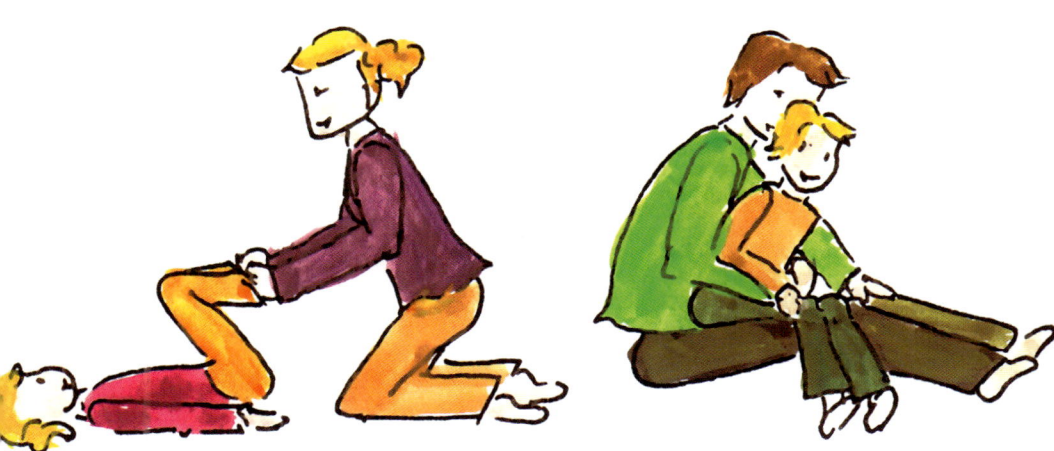

Im Laden vom kleinen Kaufmann Dickel

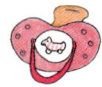

Idee: Ursula Steinau

*Kaufmann Dickel steht in seinem kleinen Laden
und fragt seine Kunden: „Was möchten Sie gern haben?"*

*Guten Morgen, Frau Maier!
Sie sind ganz frisch heut die Eier,
Ja, geben Sie mir davon bitte 10,
und von den leckeren Rüben,
hätte ich gern sieben.
Macht sieben Taler, bitte schön!*

*Und was möchten Sie heut, Frau Lange,
vielleicht vom Weißbrot eine Stange?
Nein, Danke, Herr Dickel, bitte sein Sie so gut
und geben mir einen Laib von dem herzhaften Vollkornbrot!
Vielen Dank, und auf Wiederseh'n!*

*Schönen guten Tag, Herr Glück,
möchten Sie heut vom Käse ein Stück?
Ja, gerne, aber ein großes, Herr Dickel
und von der leckeren Wurst auch noch ein Stückel!
Und dann muss ich ganz schnell wieder gehen.*

*Liebe Frau Klein,
was darf es bei Ihnen heut sein?
Ach, ich überlege noch hin und her und habe heut keine Idee,
koch ich heut Bohnensupp' oder doch lieber ein Fischfilet?*

FINGERSPIELE, LIEDER UND SPRECHRHYTHMEN

Der Daumen ist Kaufmann Dickel, er tippt nacheinander den Zeigefinger – Frau Maier, den Mittelfinger – Frau Lange, den Ringfinger – Herrn Glück und zum Schluss den kleinen Finger – Frau Klein, an.

Dieses Spiel sollte einmal mit der rechten und einmal mit der linken Hand gespielt werden.

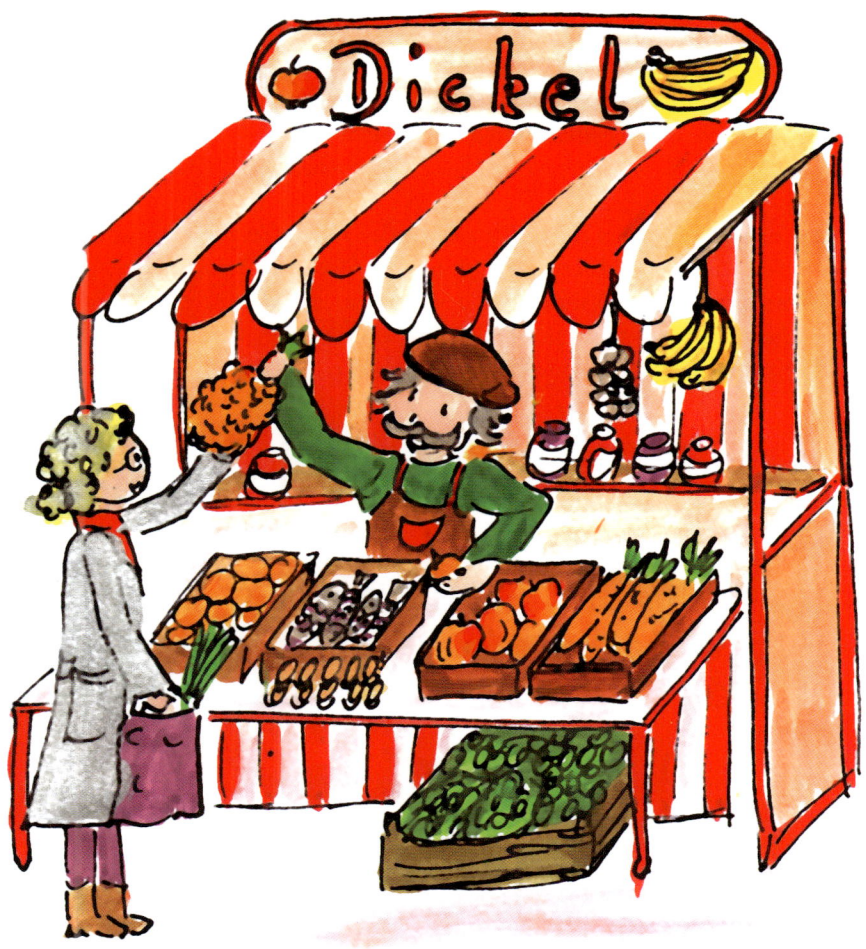

WIR TURNEN HEUT IM KÄSEKELLER

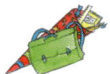

Idee: Ursula Steinau

Wir geh'n heut in die Käserei, Käserei, Käserei.
Wir geh'n heut in die Käserei, Kä-se-he-rei
Kä-se-rei, Kä-se-rei, Kä-se-rei, da gehen wir heute hin.

Wir turnen heut im Käsekeller, Käsekeller, Käsekeller
wir turnen heut im Käsekeller, Kä-se-keller
Kä-se-keller, Kä-se-keller, Kä-se-keller, da turnen wir heute herum.

Auch dieses Lied wird durch Klatschen der Kinder in die Hände, auf die Schenkel, auf den Boden, oder durch Stampfen mit den Füßen begleitet. Besonderen Spaß macht es auch, wenn die Kinder dazu mit Holzstäbchen (Fußgymnastikstäbchen) auf den Boden trommeln oder mit selbst gebastelten Rasseln das Lied begleiten.

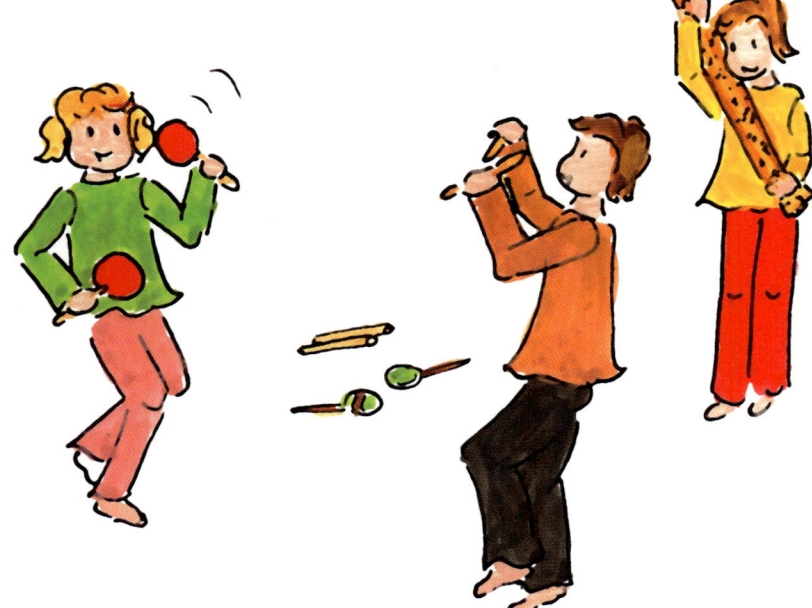

Bewegungsgeschichten

Abenteuergeschichten bringen viel Spaß und Motivation in die Turnstunden und liefern Zündstoff für kreative Bewegungsideen. Experiment und Lernen werden eng mit Bewegung verknüpft und so zu einem tollen Erlebnis.

Ganz unbemerkt trainieren die Kinder über Motivation, Versuch, Experiment und den hohen Aufforderungscharakter der Geräte ihre motorischen Fertigkeiten, ihre Wahrnehmung in allen Bereichen sowie die Kräftigung der gesamten Körpermuskulatur.

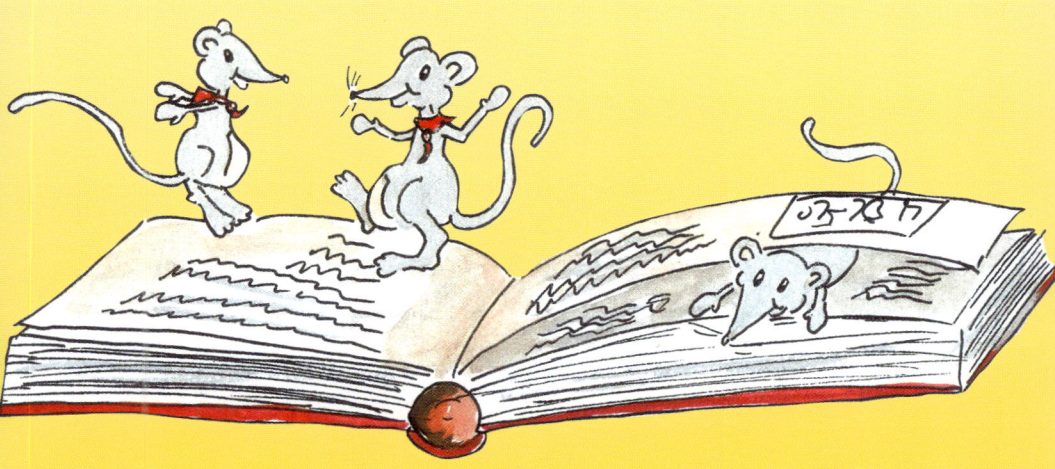

Eine rattenscharfe Turnstunde (Teil 1)

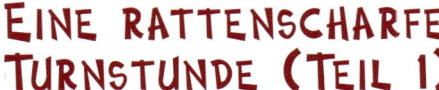

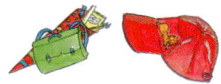

(nach dem Film Ratatouille, © Disney/Pixar 2007)
Idee: Ursula Steinau/Birgit Kleinschmidt

Niemals würde es Ratte Henry übers Herz bringen, Essensabfälle einfach zu verschlingen, so wie es seine Artgenossen tun. Henrys Brüder und Schwestern sind wahre Meister im Verschlingen von Essensabfällen, ebenso sein Vater. Dieser ist über das seltsame, gar nicht rattenhafte Verhalten von Henry sehr verärgert.

Henry hat eine hochsensible Feinschmeckernase und träumt davon, ein Nobelkoch zu sein.

Henry hat Glück im Unglück!

Bei einer Überschwemmung muss die Rattenfamilie ihr Heim auf dem Lande verlassen. In Tellern, Tassen, Baumstämmen usw. flüchten sie in den Fluss und von da aus in die Kanalisation der Stadt! So finden die Ratten ihre neue Heimat in dieser riesengroßen Stadt, die viele Abenteuer für sie bereithält, in der aber auch viele Gefahren auf sie warten.

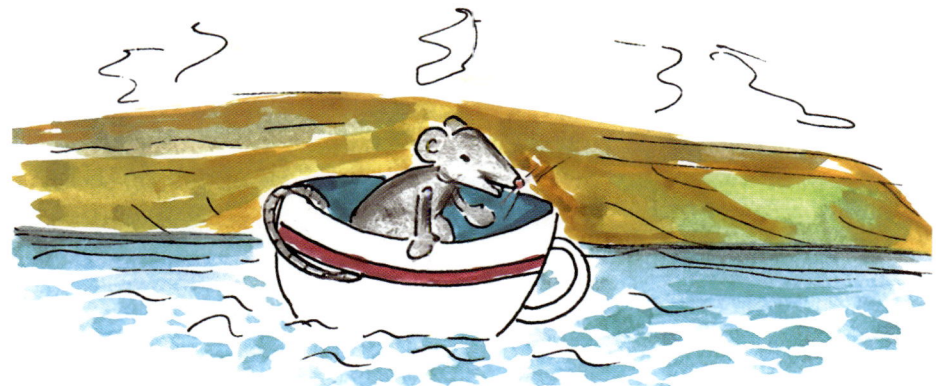

BEWEGUNGSGESCHICHTEN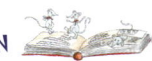

Welch ein Glück, als nun Henry aus der Kanalisation an die Oberfläche steigt, steht er auch noch direkt vor einem noblen Restaurant. Er schaut durch das Küchenfenster und beobachtet, wie ein tollpatschiger Küchenjunge immer wieder in Schwierigkeiten kommt und das Essen verdirbt. Henry beschließt, dem Küchenjungen heimlich zu helfen.

Henry und der Küchenjunge werden Freunde und zaubern bald die schönsten Gerichte! Henry kennt sich gut im Restaurant aus und weiß natürlich, wo im Kühlraum (Speisekammer, Vorratsraum) die besten Sachen stehen. Immer, wenn seine Familie mal wieder nichts zu essen hat, schenkt Henry ihnen Gesundes zum Essen.

Alle Familienmitglieder und Rattenfreunde kommen dann, um sich die leckeren gesunden Lebensmittel aus der Speisekammer, dem Vorratskeller, dem Kühlraum zu holen. Einige fischen sogar ganz leckere Brocken aus dem Spülwasser oder durchstöbern eine Mülltonne. Die gesunden Lebensmittel werden flugs nach Haus transportiert, dabei geht es wieder durch die Kanalisation, über Brücken, durch Wohnhäuser und so weiter ... (An dieser Stelle werden die kreativen Vorschläge der Kinder, die im Laufe der Geschichte erörtert wurden, eingebaut).

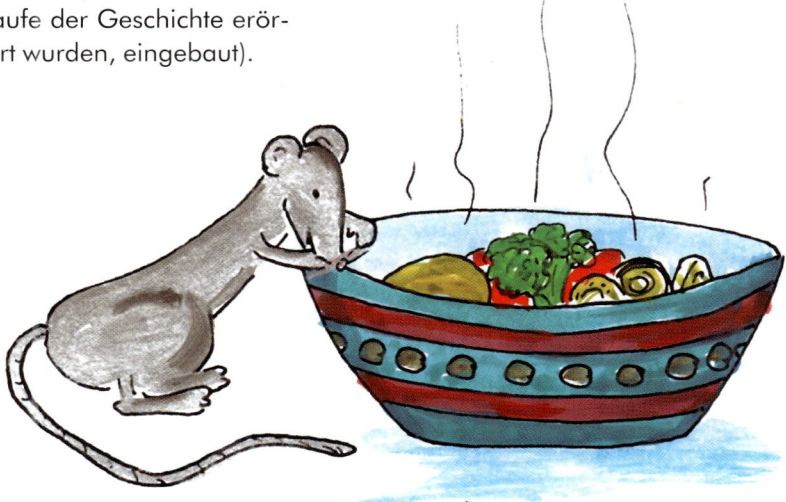

BEWEGUNGSGESCHICHTEN

STUNDENBEISPIEL

Die Kinder schlüpfen in die Rolle der Ratten.

RETTE SICH, WER KANN

Themeneinstiegsspiel zum Beginn der Übungsstunde

MATERIAL:

- Pro Kind zwei Teppichfliesen
  (Diese stellen die Teller, Tassen, Holzlöffel und Ähnliches dar, auf denen die Ratten die Flucht über das Wasser antreten.)

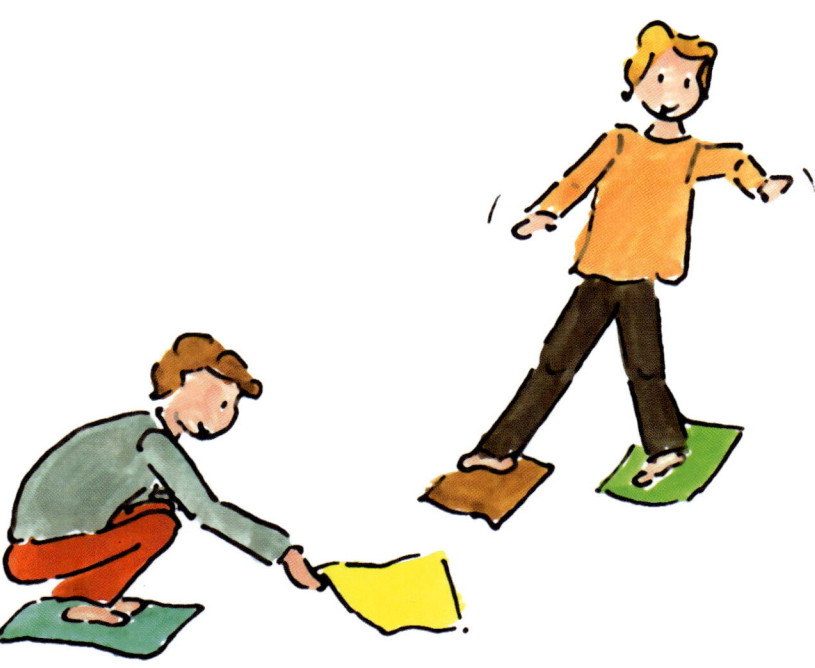

Bewegungsgeschichten

Aufgabe:

Die Ratten dürfen zwei Gegenstände (Teppichfliesen) benutzen, um über das Wasser der Kanalisation in die Stadt zu kommen. Dort wollen sie eine neue Rattenwohnung finden.

Wie kommt man vorwärts, ohne das Wasser (den Fußboden) zu berühren?

Übungsleiterin:

„Die Ratten sind auf dem Weg vom Land in die Stadt. Ihr Weg führt über den Fluss und anschließend durch die Kanalisation. Finden die Ratten eine neue Wohnung?"

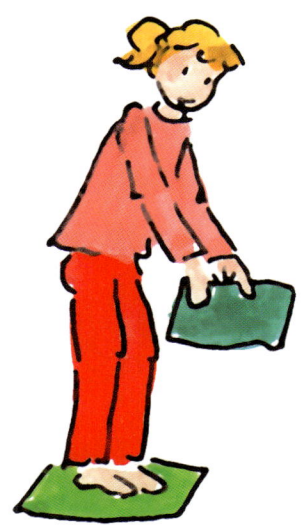

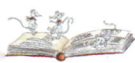# BEWEGUNGSGESCHICHTEN

MUSIKSTOPPSPIEL

MATERIAL:

- CD-Player/Kassettenrekorder
- Teppichfliesen

Die Ratten spielen und toben im Wasser, bei Musikstopp springen sie schnell ins Boot (auf die Teppichfliesen), sie versuchen, auch stehend Boot zu fahren oder üben das Surfen, manchmal können sie auch ein Motorboot ergattern (verschiedene Fortbewegungsarten mit den Teppichfliesen ausprobieren).

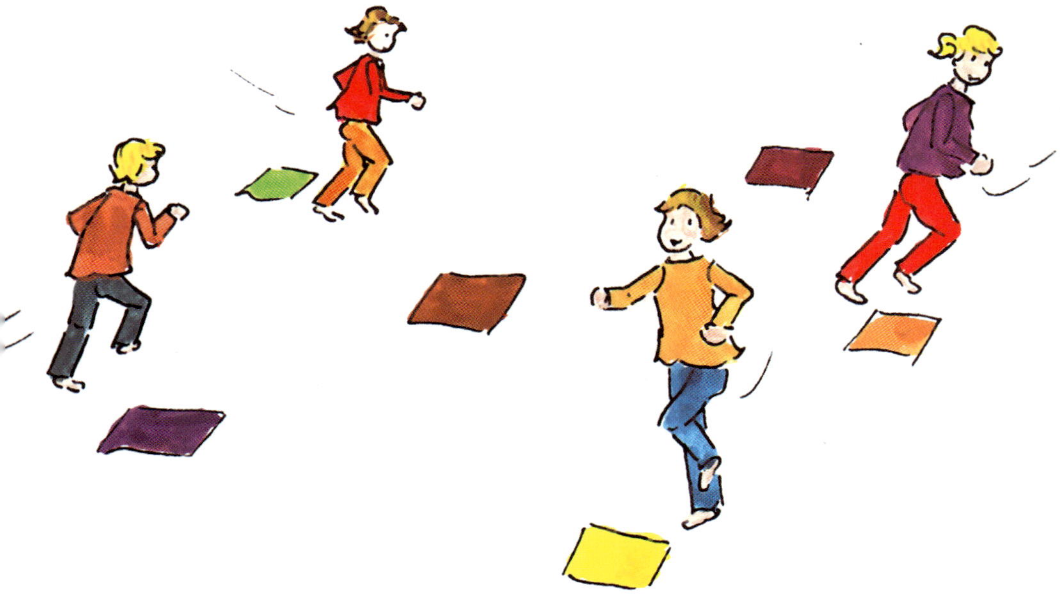

RATTENWOHNUNG/RATTENHÖHLE

MATERIAL:

- Fallschirm, Tücher oder Plane

Mit den Materialien wird eine Höhle gebaut. Diese dient als Rückzugsbereich, wenn die Kinder mal ein Päuschen brauchen.

AUFGABE:

Alle Ratten bringen den Gegenstand (Teller, Tassen usw.), mit dem sie sich gerettet haben (ihre Teppichfliese), in die Höhle und machen es sich bequem. Sie sind ganz erschöpft und schlafen ein.

ÜBUNGSLEITERIN:

„Ist das nicht eine tolle Rattenhöhle? Erschöpft legen sich die Ratten zur Ruhe, von Ferne sind noch die Geräusche der Großstadt zu hören, doch die Ratten schlafen ruhig ein."

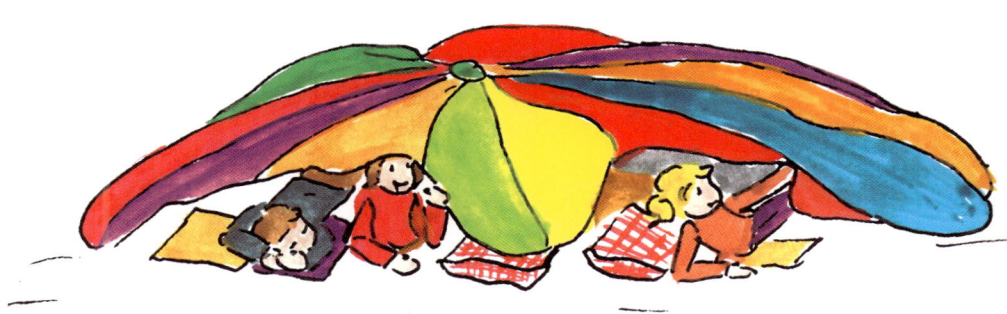

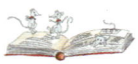# BEWEGUNGSGESCHICHTEN

MORGENGYMNASTIK

Als die Ratten morgens wach werden, verspüren sie einen riesigen Hunger! Bevor sie sich aber auf den Weg machen, um neue Leckerbissen zu suchen, beginnen sie erst einmal mit ihrer Morgengymnastik. Wusstet ihr schon, dass Ratten rückwärts die Wand hochlaufen können? Schaut einmal, ist das nicht super?

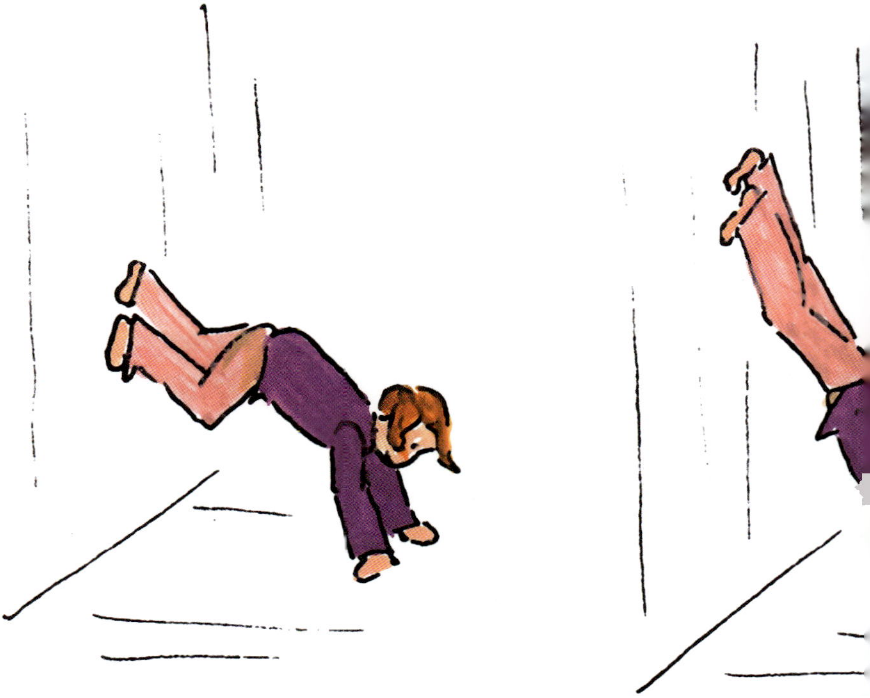

BEWEGUNGSGESCHIICHTEN

AUFGABE:

Nachdem die Ratten aufgewacht sind, recken und strecken sie sich kräftig.

Danach laufen sie mit ihren Hinterfüßen rückwärts an einer Hauswand hoch, sodass sie nur noch auf ihren Vorderpfoten stehen.

Wer kann jetzt noch eine Vorderpfote anheben?

ÜBUNGSLEITERIN:

„Ihr Ratten seid ja klasse und super fit, nun könnt ihr sicher auf Nahrungssuche gehen!"

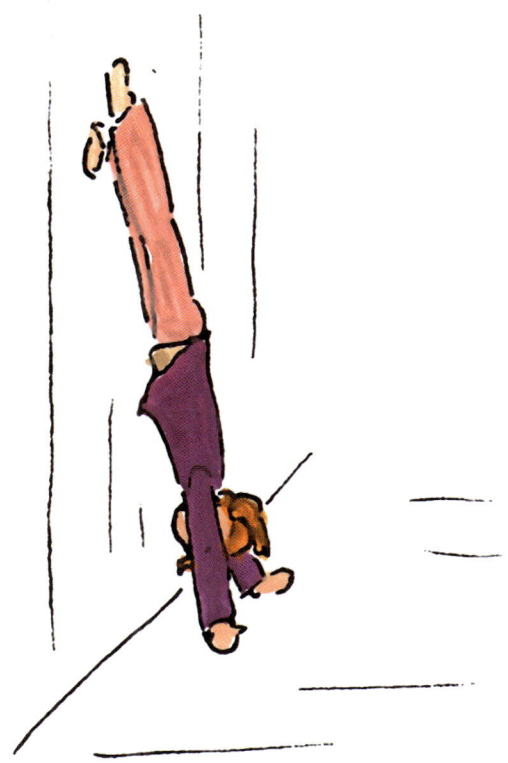

Häuser und Hochhäuser der großen Stadt

Material:

- 2-3-Bänke
- 1-2 Kästen
- Matten zum Sichern
- Kann kreativ erweitert werden

Aufgabe:

Ratten erforschen die Häuser in der Stadt. Überall klettern die Ratten herum.

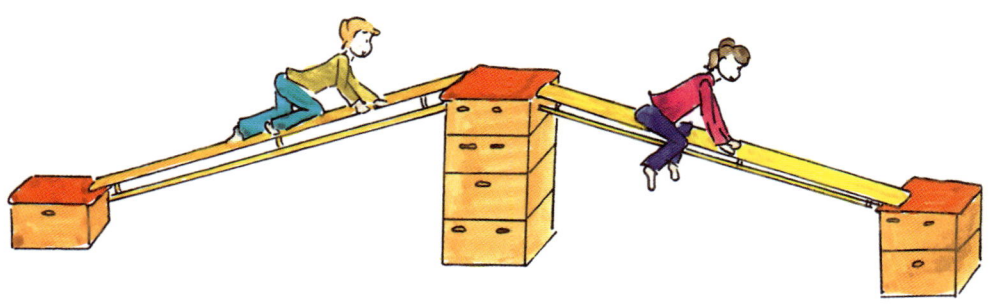

Übungsleiterin:

"Vom Keller bis zum Dachboden und sogar im Hochhaus, überall sind die Ratten unterwegs. Ob sie wohl etwas Leckeres zum Fressen gefunden haben?"

SPEISEKAMMER

MATERIAL:

- 2 Sprungbretter
- viele Bierdeckel, die mit Bildern von gesunden Lebensmitteln beklebt sind (können von den Kindern zu Hause gebastelt werden)
- viele Bälle, sie stellen auch gesunde Lebensmittel dar (alternativ können auch Sandsäckchen genommen werden)

AUFGABE:

Die Kinder nehmen sich ein gesundes Lebensmittel und transportieren dieses auf unterschiedliche Weise zur Rattenhöhle (mit der rechten/linken Hand, unter dem Kinn, zwischen den Knien, rückwärts usw.).

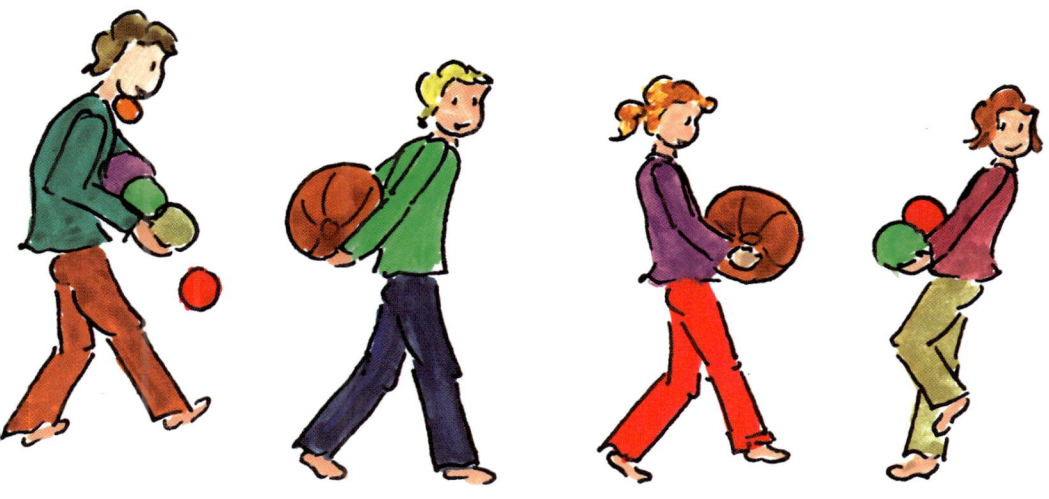

ÜBUNGSLEITERIN:

„Sind hier viele gute leckere Sachen drin, welche nehme ich denn?"

Spüle

Material:

- Barren
- Matten zum Sichern
- Bälle oder Sandsäckchen

Aufgabe:

Auf dem Rückweg kommen die Ratten auch an der Spüle (Barren) vorbei. Dort schwimmen so manche Leckerbissen im Wasser (Bälle oder Sandsäckchen, die unter dem Barren liegen)! Auf unterschiedliche Weise sollen die Kinder die Lebensmittel aus dem Spülwasser herausfischen.

Übungsleiterin:

„Wie kommt man am besten an die Leckerbissen ran?
Ihr Ratten seid doch sicher sehr geschickt. Bestimmt hat jede eine andere Idee, wie sie die leckeren Köstlichkeiten aus dem Spülwasser herausfischen kann! Mal sehen, wie ihr das macht."

Kleine Spiele

Kleine Spiele rund um das Thema „Gesunde Ernährung und Bewegung", mit und ohne Musik, finden vor allem im Anfangsteil einer Turnstunde ihren Platz. Neben dem allgemeinen Aufwärmen fördern sie Reaktion, Ausdauer, Kondition, Rhythmusgefühl, Raumwahrnehmung, Stressabbau, Eigeninitiative und Teamgeist. Vor allem aber wird bereits Gelerntes verinnerlicht und vertieft.

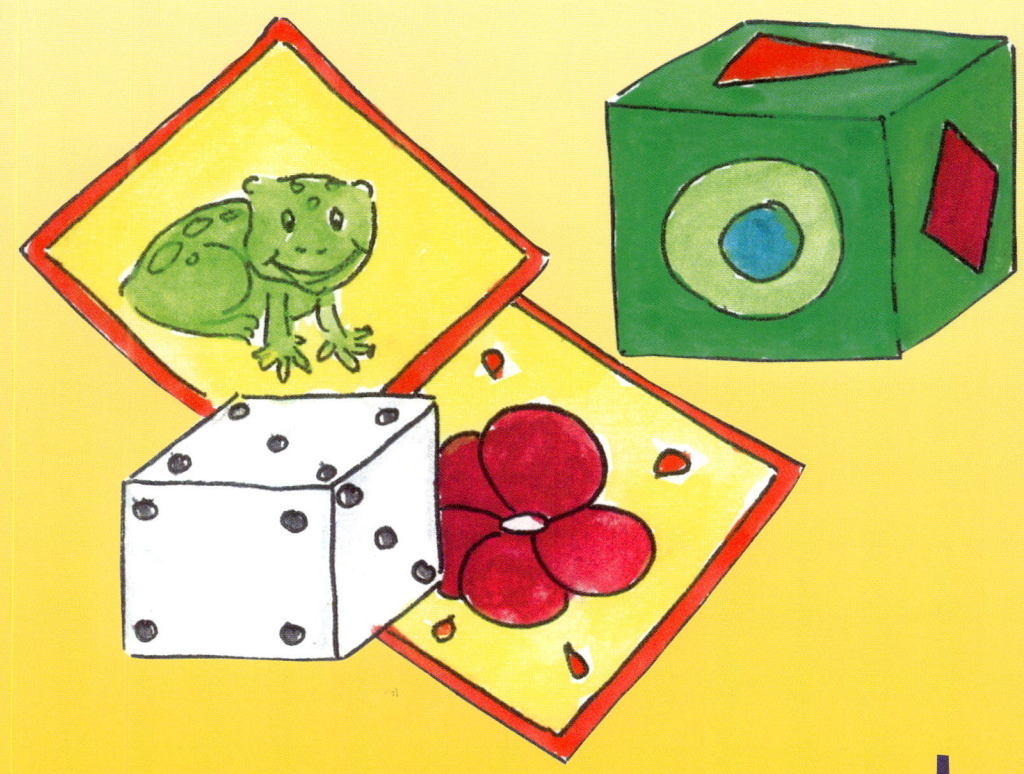

KLEINE SPIELE

LECKERES BEGRÜßUNGS-ALLERLEI

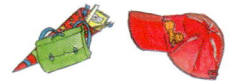

(Kennenlernspiel)
Idee: Ursula Steinau

MATERIAL:

- CD-Player

Alle Kinder bewegen sich auf Musik durch den Raum. Bei Musikstopp begrüßen sich zwei Kinder auf jeweils unterschiedliche Art:

Sie nennen ihren Namen und was sie gerne essen.

„Ich heiße Thomas und esse gerne Spaghetti mit Tomatensoße."

Dabei tun sie Folgendes:

- Rechte/linke Hand/beide Hände schütteln,
- auf die Schulter klopfen,
- sich umarmen,
- … der Fantasie sind keine Grenzen gesetzt!

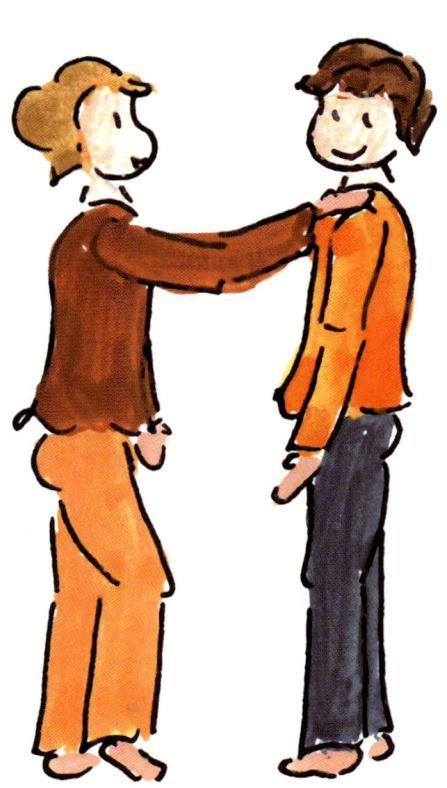

Oder:

- Sich zusätzlich den Namen und die Lieblingsspeise zuflüstern wie ein Geheimnis,
- sich zusätzlich den Namen und die Lieblingsspeise zurufen, so laut es geht,
- sich gegenseitig den Namen und die Lieblingsspeise durch die gegrätschten Beine zurufen.

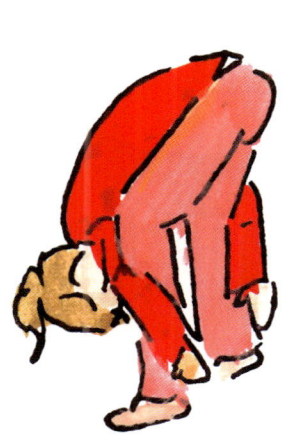
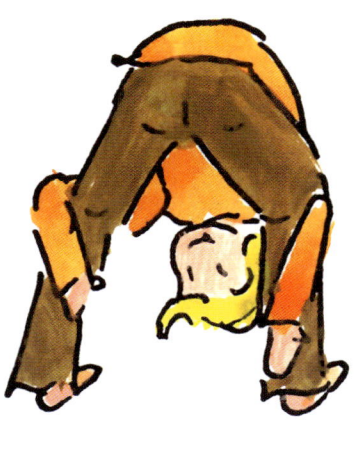

Haben sich alle auf diese Weise gut kennen gelernt, versuchen sie, sich bei den nächsten Begegnungen an den Namen und die Lieblingsspeise des gegenüberstehenden Partners zu erinnern und begrüßen sich so:

„Hallo, Thomas, du isst gern Spaghetti mit Tomatensoße!"

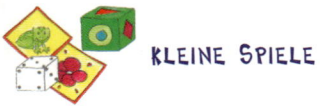

KLEINE SPIELE

KÄSEKORB

Idee: Ursula Steinau

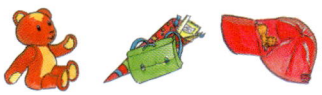

Drei Kinder bilden zusammen einen Käsekorb. Zwei Kinder fassen sich an den Händen und bilden den Korb, ein Kind steht in der Mitte zwischen den beiden und ist der Käse.

Ein anderes Kind ist der Spielleiter, es steht in der Mitte und wenn es ruft:

- „Käse" – dann sucht sich jeder Käse einen neuen Korb.

- „Korb" – dann suchen sich alle Körbe einen neuen Käse.

- „Käsekorb" – jeder muss sich zwei neue Partner suchen und schnell einen kompletten „Käsekorb" aufbauen.

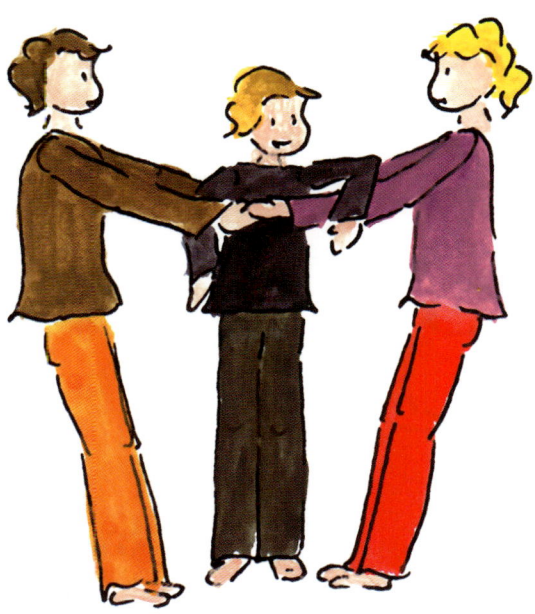

Dabei versucht auch der Spielleiter, in der Mitte schnell einen neuen Platz zu finden. Wer dann übrig ist, wird zum neuen Spielleiter.

Kleingeräte – übliche und ungewöhnliche

Sie bringen nicht nur eine willkommene Abwechslung in die Kinderturn-Stunde, sondern haben auch einen hohen Aufforderungscharakter und motivieren Kinder zum kreativen Spiel. Spielerisch, durch Versuch und Experiment, lernen Kinder physikalische Gesetze handelnd begreifen. Ohne besondere Anweisung beschäftigen sich die Kinder mit ihnen und entdecken vielfältige Verwendungs- und Bewegungsmöglichkeiten. Unbemerkt trainieren sie so im Spiel all ihre motorischen und koordinatorischen Fertigkeiten. Auf diese Weise entwickeln sie ein gutes Körpergefühl und Gleichgewicht. Außerdem erfahren sie viel über die Materialeigenschaften des Kleingeräts. Aus diesem Grunde sollte für die Experimentierphase in der Kinderturn-Stunde, in dem sich das Kind in Ruhe mit dem Kleingerät auseinandersetzen kann, ein ausreichender Zeitrahmen eingeräumt werden.

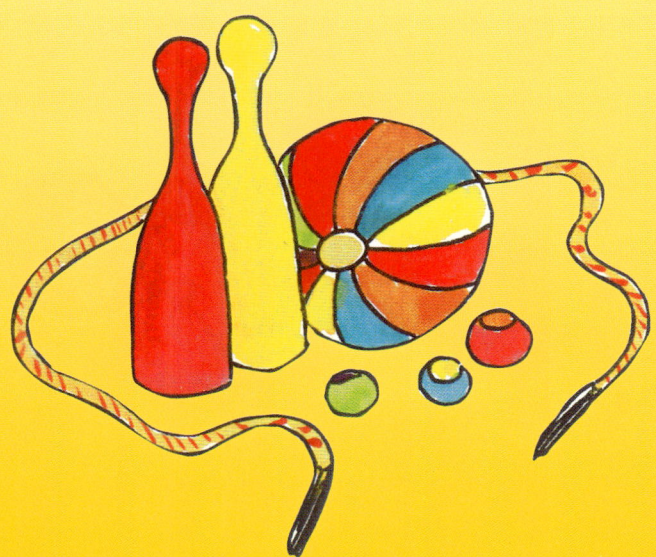

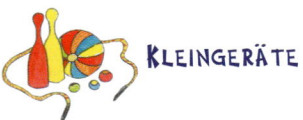

SCHLARAFFENLAND

(Kennenlernspiel)
Idee: Ursula Steinau

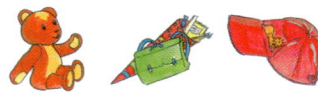

MATERIAL:

- Luftballons in den Farben Rot, Grün, Blau, Orange, Braun
- Kärtchen mit Abbildungen von Lebensmitteln (müssen gebastelt werden)
- Eventuell Teppichfliesen

ORGANISATORISCHES:

Jedes Kind bekommt einen Luftballon.

Die Farben der Luftballons stehen jeweils für ein Lebensmittel.

- Gelb – Käse
- Grün – Salat
- Rot – Kirschen
- Blau – Blaubeeren
- Orange – Orange
- Braun - Hähnchen
  usw.

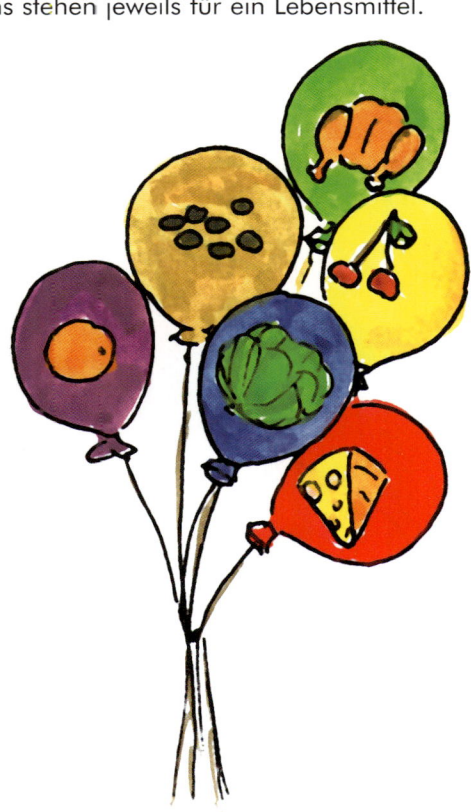

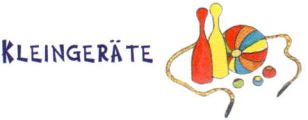

KLEINGERÄTE

Die Farben dürfen natürlich auch anderen Lebensmitteln zugeordnet werden. Die jeweiligen Lebensmittel können auch auf den Luftballon gemalt werden.

Auf dem Boden liegen Karten, auf denen die gleichen Lebensmittel abgebildet sind, die den Farben der Luftballons zugeordnet wurden. Hat man kleine Lebensmittelkarten, können diese auch jeweils auf eine Teppichfliese gelegt werden.

Im Schlaraffenland kann das Essen fliegen!

Alle spielen mit dem „fliegenden Essen" und lassen die Luftballons frei im Raum fliegen. Auf ein Zeichen der Spielleiterin muss jedes Kind einen Luftballon fangen und sich auf die entsprechende Lebensmittelkarte stellen.

Die Kinder, die auf einer Lebensmittelkarte zusammenstehen, nennen sich gegenseitig ihre Namen. Dann wird weitergespielt und das Treffen auf den Lebensmittelkarten so lange fortgeführt, bis sich möglichst alle Kinder mal getroffen haben. Das Spiel kann auch ohne Namensnennung immer wieder durchgeführt werden.

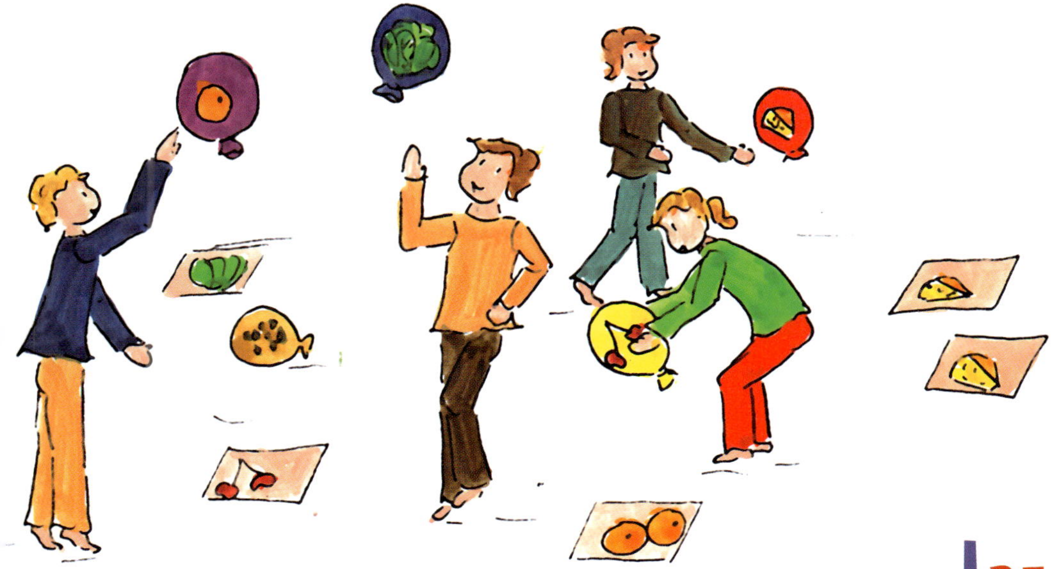

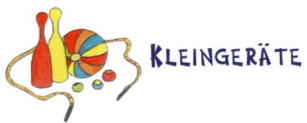

KLEINGERÄTE

VARIATION:

Käse tauscht mit Blaubeeren

Alle Kinder mit einem gelben Luftballon/Käse tauschen den Platz mit allen Kindern, die einen blauen Luftballon/Blaubeeren haben.

Oder **Salat tauscht mit Kirschen** usw.

Die Kleineren lernen so auch die Farben kennen.

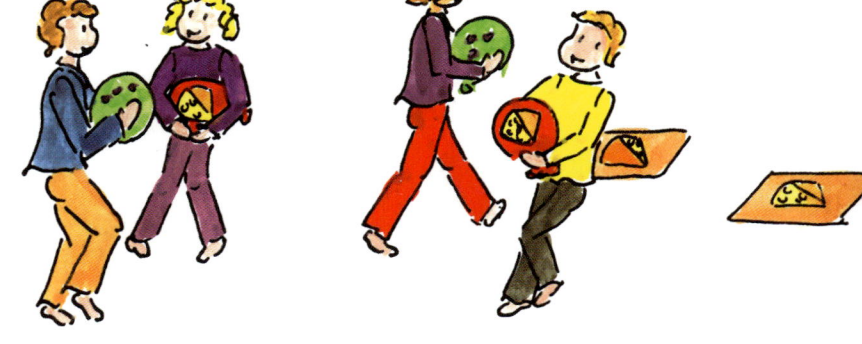

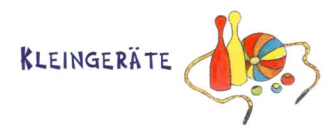

Mäusejagd im Käsekeller

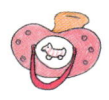

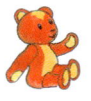

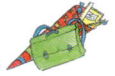

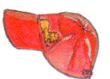

Gymnastik und Bewegungsaufgaben mit dem Pezziball-Käse
Idee: Ursula Steinau

Material:

- Pezzibälle

Die Mäuse haben bei einem Ausflug in die Käserei den vielen leckeren Käse entdeckt. Schnell sagen sie allen ihren Freunden Bescheid und machen sich gemeinsam auf, den superleckeren Käse zu probieren. Mäuse lieben Käse – und im Käsekeller liegt gaaaanz viel davon, denn dort wird er zum Reifen gelagert!

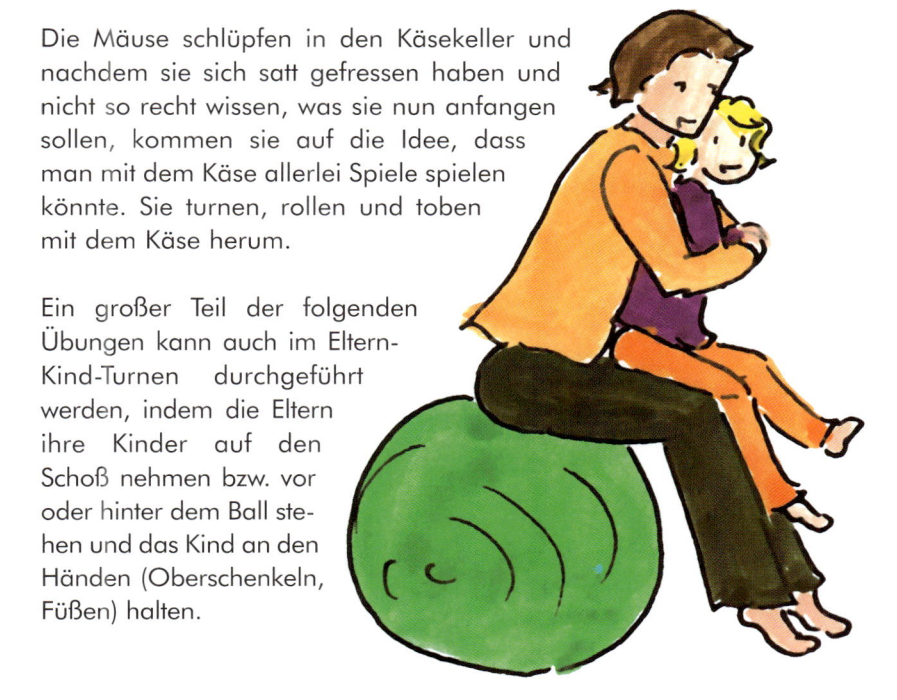

Die Mäuse schlüpfen in den Käsekeller und nachdem sie sich satt gefressen haben und nicht so recht wissen, was sie nun anfangen sollen, kommen sie auf die Idee, dass man mit dem Käse allerlei Spiele spielen könnte. Sie turnen, rollen und toben mit dem Käse herum.

Ein großer Teil der folgenden Übungen kann auch im Eltern-Kind-Turnen durchgeführt werden, indem die Eltern ihre Kinder auf den Schoß nehmen bzw. vor oder hinter dem Ball stehen und das Kind an den Händen (Oberschenkeln, Füßen) halten.

KLEINGERÄTE

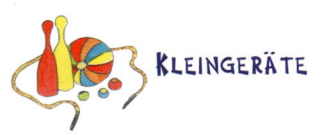

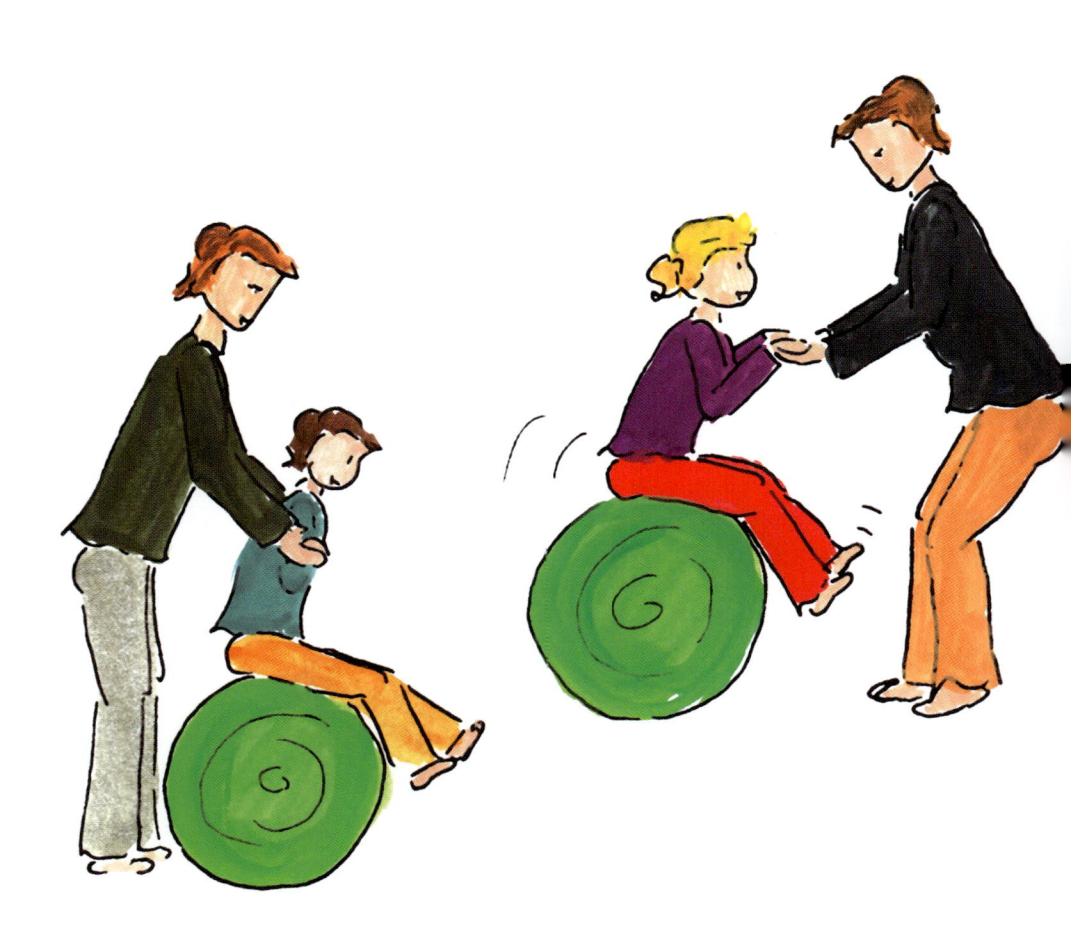

EXPERIMENTIERPHASE

Turnen auf dem großen Käse, da kann man allerlei tolle Sachen machen!

Der hohe Aufforderungscharakter des großen Balls lädt Kinder und Eltern förmlich zum Spielen ein. Um den ersten Spieldrang zu stillen, damit anschließend ein ruhiges Üben möglich ist, dürfen Kinder/Eltern den Pezziball ausprobieren. Sicher ergeben sich aus dem Spiel heraus Übungen, die von der Übungsleiterin aufgenommen werden und dann an alle Teilnehmer weitergegeben werden können.

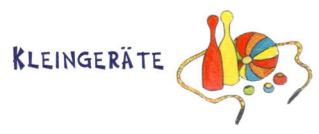

Übungen zur Gleichgewichtsschulung

Information zum Üben mit dem Ball: den Körper aufrichten, indem sich das Becken aufrichtet, der Brustkorb hebt und die Halswirbelsäule streckt. Die Bauchmuskulatur, das Gesäß und die obere Rückenmuskulatur leicht anspannen. Der Schultergürtel bleibt locker, die Füße halten mit ganzer Sohle festen Kontakt zum Boden. Arme und Hände am Ball oder seitlich neben dem Körper, mit stabilisiertem Oberkörper leicht wippen.

Milch verarbeiten

- **Wippen:**
  Sitzen auf dem Ball, und gaanz groß werden. *Unsere Füße stehen fest am Boden. Wer kann denn jetzt auf dem Ball wippen?*

- **Könnt ihr etwas fester wippen?**
  (Allmählich steigern, dabei den Rhythmus der Auf- und Abbewegung des Balles annehmen, die Fixation und Stabilisation des gesamten Rumpfs sollte hierbei gelingen.)

KLEINGERÄTE

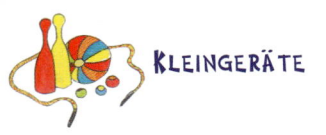

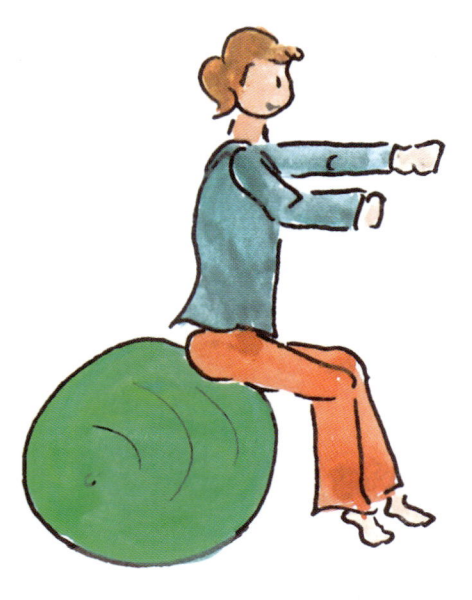

- **Boxen:**
  Während des Wippens mit den Armen vorboxen.

- **Zuhörer:**
  Sitzen auf dem Ball, ein Bein überschlagen. Das Gleichgewicht finden. Arme und Hände am Ball oder seitlich neben dem Körper zum Ausbalancieren. Den Oberkörper aufrichten, Beinwechsel. Den Beinwechsel flüssig hintereinander ausführen, zusätzlich wippen.

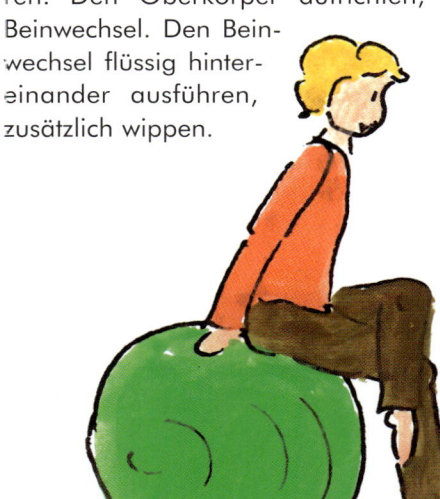

Butter stampfen

- **Im Kreis herum:**
  Während des Wippens um die eigene Achse drehen.

- **Wir marschieren:**
  Während des Wippens mit den Füßen stampfen.

- **Marschieren im Kreis herum:**
  Während des Wippens mit den Füßen stampfen und dabei um die eigene Achse drehen.

KLEINGERÄTE

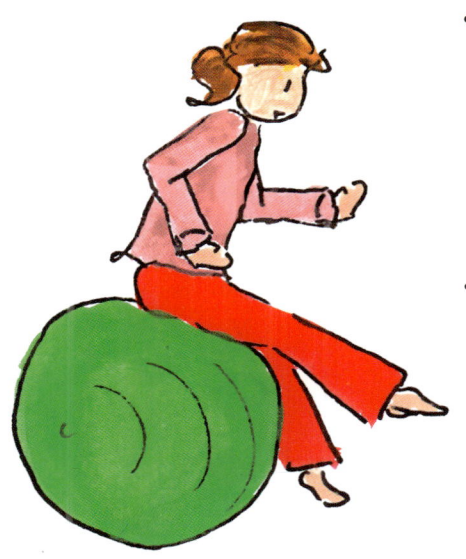

- **Könnt ihr auch tanzen?**
  Während des Wippens mal den rechten, mal den linken Fuß vorkicken. Der Fuß setzt vorn am Boden auf, die Arme gegengleich mitbewegen, um die eigene Achse drehen.

- **Kasatschok:**
  Sitzen auf dem Ball, rhythmisch wippen, die Füße bleiben am Boden. Die Beine dazu im Wechsel beugen und strecken, die Arme vor dem Körper verschränken, das Tempo allmählich steigern.

- **Versteinern:**
  Das gestreckte Bein vom Boden abgehoben halten.

- **Sprungfeder:**
  Sitzen auf dem Ball und wippen (eigenen Rhythmus finden) und bei einer vereinbarten Zahl (4) aufstehen (mit stabilisiertem Oberkörper und leichter Oberkörpervorlage zum Stehen kommen, die Füße bleiben am Boden).

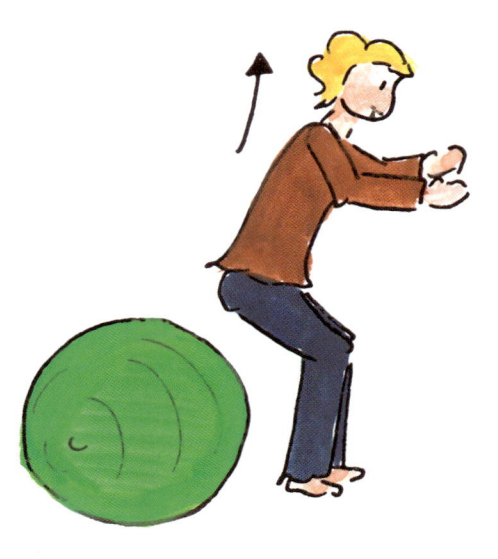

KLEINGERÄTE

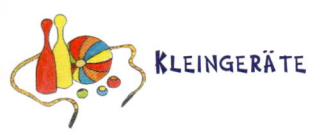

Quark herstellen (Grundstoff für Käse)

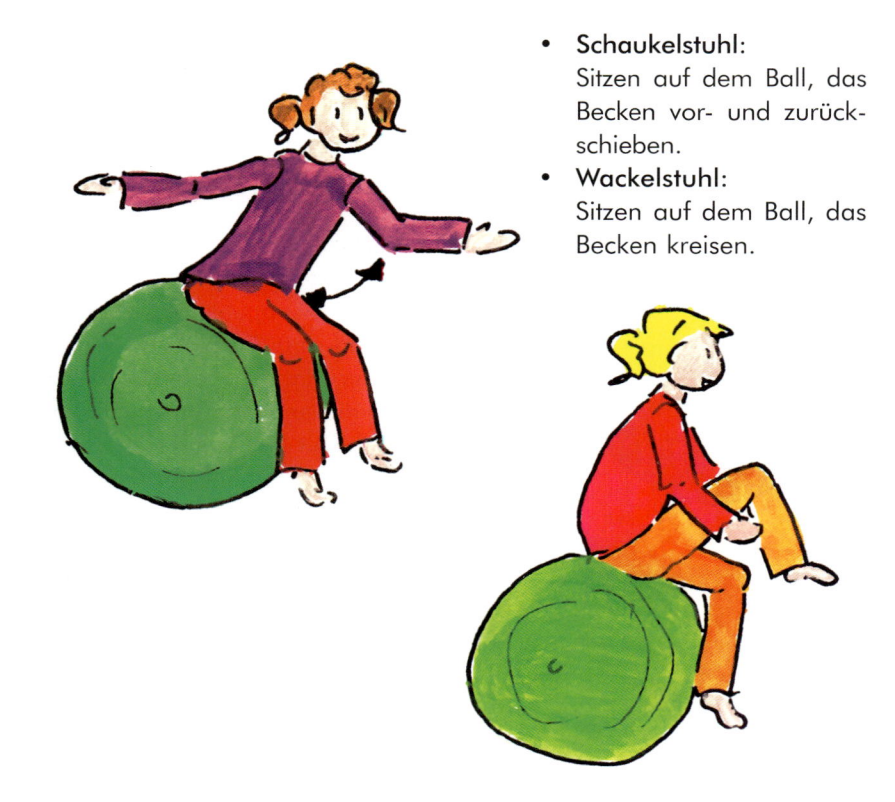

- **Schaukelstuhl:**
  Sitzen auf dem Ball, das Becken vor- und zurückschieben.
- **Wackelstuhl:**
  Sitzen auf dem Ball, das Becken kreisen.

RHYTHMISCHE ÜBUNGSFORMEN AUF DEM PEZZIBALL – KÄSE

Wie fest ist so ein Käse?

- Sitzen auf dem Ball, rhythmisch wippen.
- Bei jeder Hochbewegung in die Hände klatschen (oder bei jeder zweiten).
- Auf die Beine klatschen.
- Abwechselnd auf die Beine – in die Hände klatschen.
- Unter einem Bein in die Hände klatschen.
- Vor und hinter dem Körper klatschen.
- Wie ein Hampelmann hüpfen (Schritt für Schritt erarbeiten).

KLEINGERÄTE

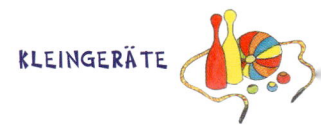

Balanceakt auf den Käse - Balancieren im Sitzen

(Bei unsicheren Kindern anfangs eine Person zur Hilfestellung hinzuziehen, die hinter dem Übenden steht und ihn gegebenenfalls stützen kann.)

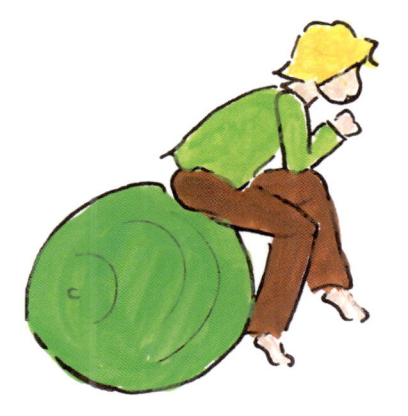

- **Heißer Boden:**
  sitzen auf dem Ball, die Füße vom Boden lösen und das Gleichgewicht halten. Jeden Bodenkontakt vermeiden

- **Fahrstuhl:**
  Mit den Händen am Ball festhalten, die Beine allmählich vom Boden lösen.

- **Überkreuztanz:**
  Rechter Ellbogen zum linken Knie und umgekehrt (Überkreuzkoordination).

- **Flieger:**
  Leichtes seitliches Drehen des Oberkörpers und Schwingen der Arme.

- **Komm, wir spielen Rhythmus:**
  Rhythmusveränderung beim Wippen.

- **Dirigent:**
  Mit den Händen dirigieren.

- **Abrakadabra:**
  Wer kann das? Erfindet weitere Übungsmöglichkeiten.

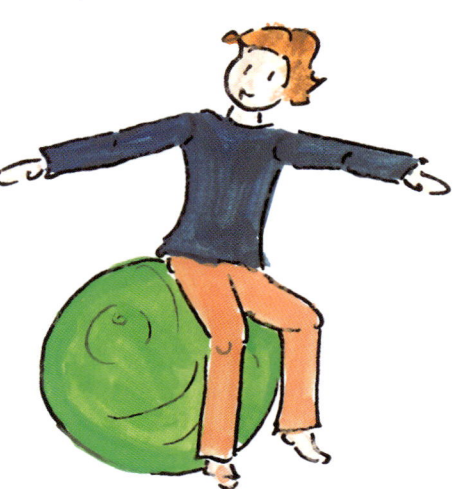

KLEINGERÄTE

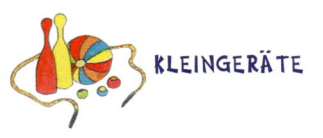

Balancieren ohne Abstützen

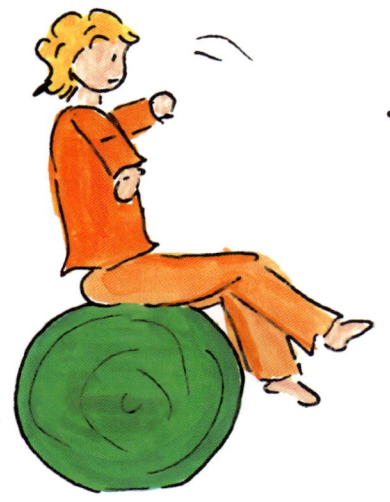

- **Sitzkünstler:**
  Sitzen auf dem Ball, die Füße vom Boden lösen und das Gleichgewicht halten. Zuerst mit den Händen am Ball festhalten und dann beide Arme zum Ausbalancieren seitlich ausstrecken.

- **Wackeltisch:**
  Aufrecht auf dem Ball sitzen und mit den Füßen nach vorn gehen, bis nur noch die Schultern auf dem Ball liegen. Die Arme über dem Kopf halten, zurück zur Ausgangsposition gehen.

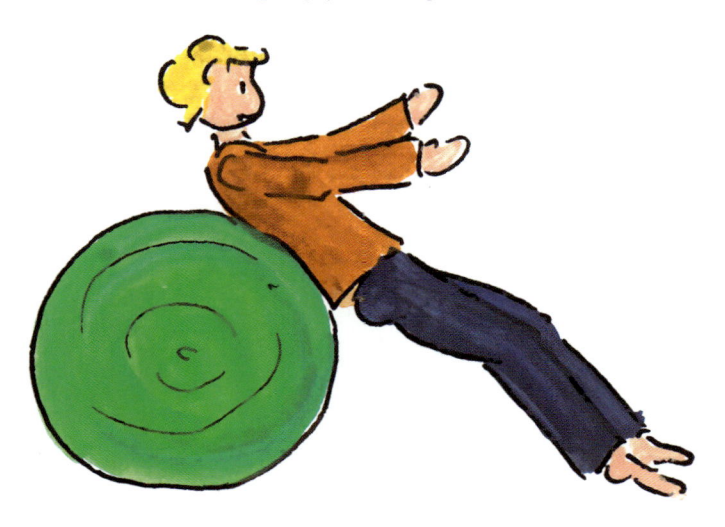

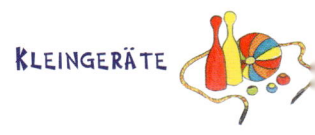

In Bauchlage auf dem Pezziball-Käse
(Ganzkörperanspannung zur Streckung des gesamten Körpers)

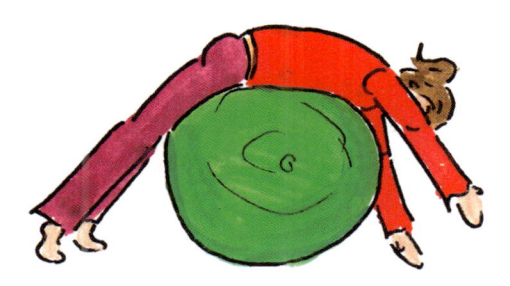

- **Hin und her:**
  Vor- und zurückrollen, mit den Händen immer weiter vorlaufen.

- **Wippe:**
  Der Körper ist fest wie ein Brett, nun wippt „das Brett" auf und ab.

- **Heißer Boden:**
  Nur zwei Körperteile, ein Fuß oder eine Hand, berühren den Boden.

- **Fallschirmspringer:**
  Hände und Füße vom Boden abheben.

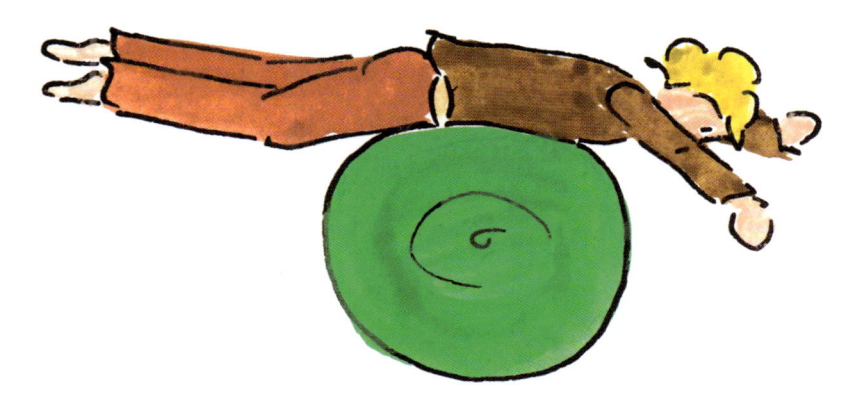

- **Freischwimmen:**
  Mal mit den Händen, mal mit den Füßen, mal mit beiden Händen und Füßen vom Boden abheben und schwimmen oder paddeln.

KLEINGERÄTE

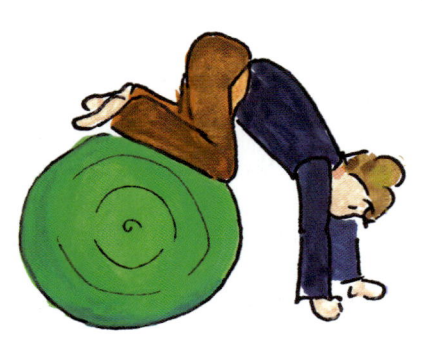

- **Auf und zu:**
  Mit den Händen so lange nach vorne gehen, bis die Knie auf den Ball kommen. Nun die Beine beugen, den Ball unter den Körper ziehen und auf die Fersen setzen. Anschließend die Beine wieder strecken und mit den Händen zurückgehen.

  - Die Übung mehrmals wiederholen
  - Die Beine stärker nach links oder rechts unter den Körper ziehen.

- **Hund auf dem Käse:**
  (Balance im Fersensitz). Hinter den Ball knien, dann bäuchlings nach vorn auf den Ball rollen. Mit den Händen auf dem Boden abstützen und durch Beinbeugung den Ball unter den Körper ziehen. Beide Hände vom Boden lösen und auf dem Ball auflegen. Im Vierfüßlerstand auf dem Ball balancieren.

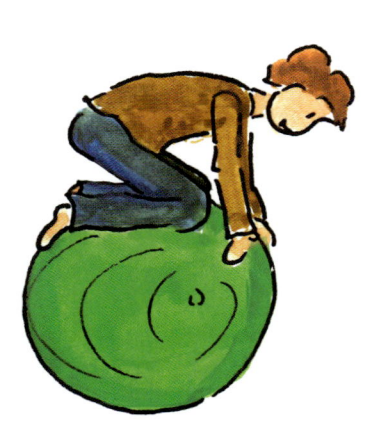

- **Artist:**
  Beginnen wie oben ... den Ball unter den Körper ziehen und auf die Fersen setzen. Die Hände vorsichtig vom Boden lösen und versuchen, im Kniestand die Balance zu halten.

KLEINGERÄTE

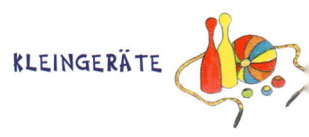

Partnerübungen auf dem Käse

- **Schweben**:
  Die beiden Partner liegen sich in Bauchlage auf den Pezzibällen gegenüber. Partner 1 sucht mit beiden Füße auf dem Boden Halt und streckt den gesamten Körper. Die Arme sind leicht gebeugt und zeigen in Verlängerung der Körperseitlinie nach vorn. Partner 2 nimmt die gleiche Position wie Partner 1 ein und fasst ihn nun an den Händen. Jetzt versucht Partner 2, zunächst ein, dann beide Beine vom Boden zu lösen und in gestreckter Körperhaltung das Gleichgewicht auf dem Ball zu finden.

    • Jeder hebt ein Bein ab, beide geben sich gegenseitig Halt.
    • Beide versuchen, die Beine vom Boden zu heben.

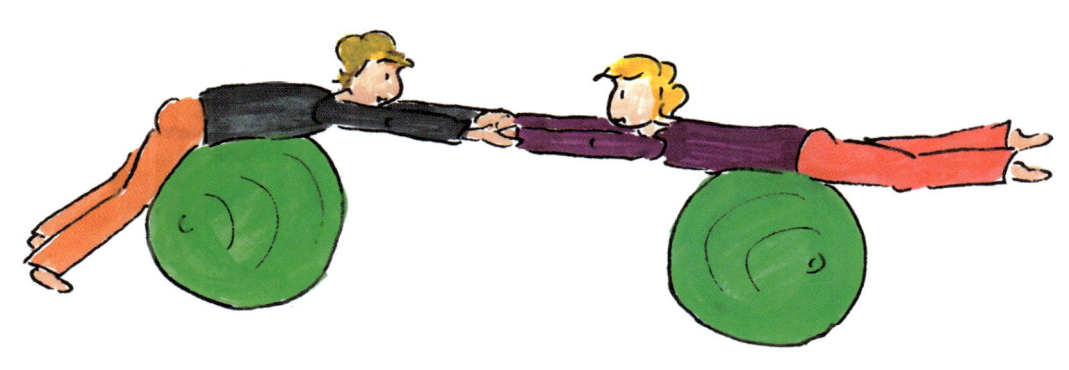

KLEINGERÄTE

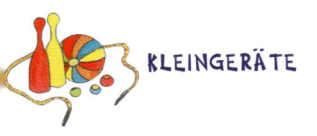

- **Wackelpeter** (Balance im Strecksitz):
  Ein Partner sitzt auf dem Ball, ein Partner kniet davor. Der kniende Partner fasst den Sitzenden an den Füßen und hebt die gestreckten Beine bis zur waagerechten Haltung an.

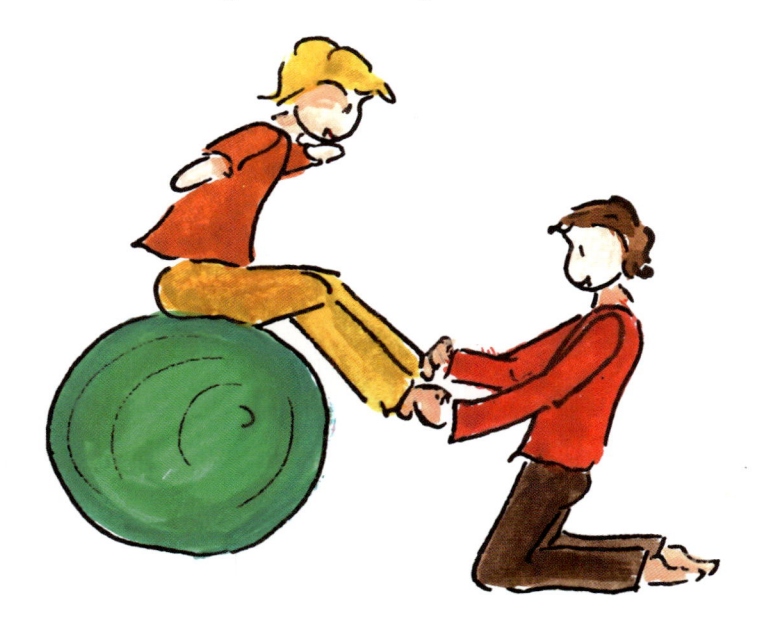

- **Balanceakt** (Balance im Kniestand):
  Vierfüßlerstand auf dem Ball, wie in der vorhergehenden Übung. Aufrichten in den Kniestand durch Ablösen der Hände. Sich dabei am Partner festhalten. Wenn eine Gleichgewichtsposition gefunden wurde, kann der Partner die Hilfe abbrechen.

Balance mit Partner im Sitzen

- **Gemeinsam geht's besser:**
  Die Partner sitzen sich auf Pezzibällen gegenüber, fassen sich mit den Händen gegenseitig an, heben beide Füße vom Boden und versuchen, die Füße beim Partner auf den Ball zu stellen ....

  - Füße seitlich an den Ball drücken.

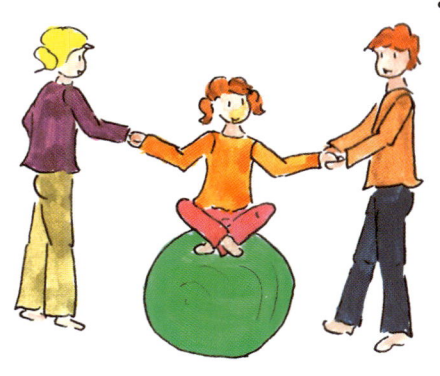

- **Schneidersitz:**
  Aufrecht auf dem Ball sitzen, zwei Partner stehen rechts und links neben dem Ball und sichern den Übenden durch Festhalten der Arme. Nun den Schneidersitz einnehmen. Wenn eine Gleichgewichtsposition gefunden wurde, können die Partner die Hilfe reduzieren, bleiben aber immer in Position, um ein Umkippen zu verhindern.

- **Fliegen:**
  Ein Partner liegt in Bauchlage auf dem Pezziball, hebt Arme und Beine vom Boden und nimmt eine Grundspannung im gesamten Körper ein. Der zweite Partner kniet daneben und unterstützt den Übenden an Beinen und Schultern, damit das Gleichgewicht gehalten werden kann.

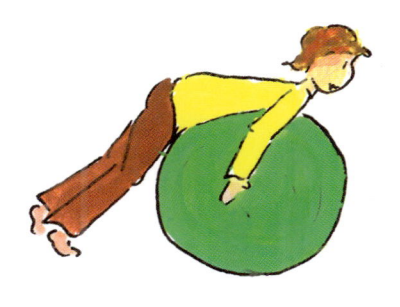

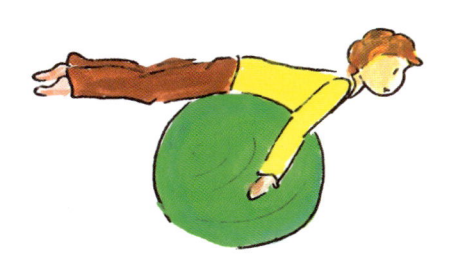

- **Skispringer:**
  Bauchlage auf dem Ball, beide Füße haben Bodenkontakt. Der Körper ist gestreckt, die Arme liegen seitlich am Ball. Den Körper auf dem Ball nach vorne verschieben, bis die Füße vom Boden abgehoben werden können und der Körper gestreckt auf dem Ball liegt. Dann ausbalancieren!

KLEINGERÄTE

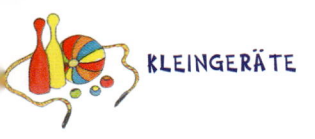

- **Käse-Ball spielen:**
  Beide Partner liegen in Bauchlage auf dem Pezziball und spielen sich einen Ball zu.

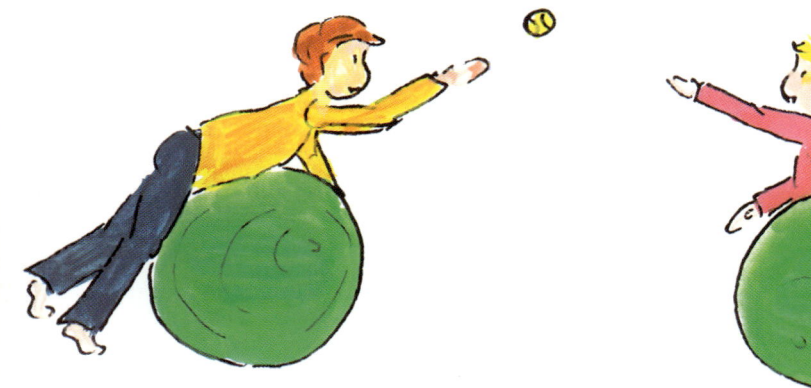

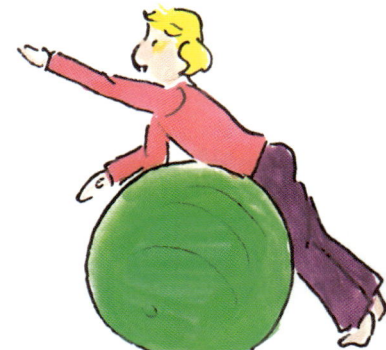

Großgeräte und Bewegungslandschaften

Elementare Bewegungsformen werden herausgefordert: Springen, Klettern, Schaukeln, Gehen, Laufen. Heben, Ziehen, Schieben uvm. Mit kreativen Geräteaufbauten gelingt die Herstellung eines Sinnzusammenhangs zum Stundenthema, Bänke werden zu Brücken, Kästen zu „Hochhäusern", eine Sprossenwand zum Kellerregal usw. Jedem Gerät wird eine eigene Bedeutung gegeben und Kleinmaterialien ergänzen das Spiel in der Bewegungswelt. Die Spielidee leitet die Bewegungshandlungen der Kinder und regt zum Rollenspiel an. Das gibt viel Raum für Kreativität und Fantasie und den Kindern die Möglichkeit zur aktiven Mitgestaltung der Turnstunde. Selbstständigkeit und Selbstwertgefühl werden auf diese Weise gefördert.

Bewegungslandschaften garantieren eine hohe Bewegungsintensität und extrem kurze Wartezeiten.

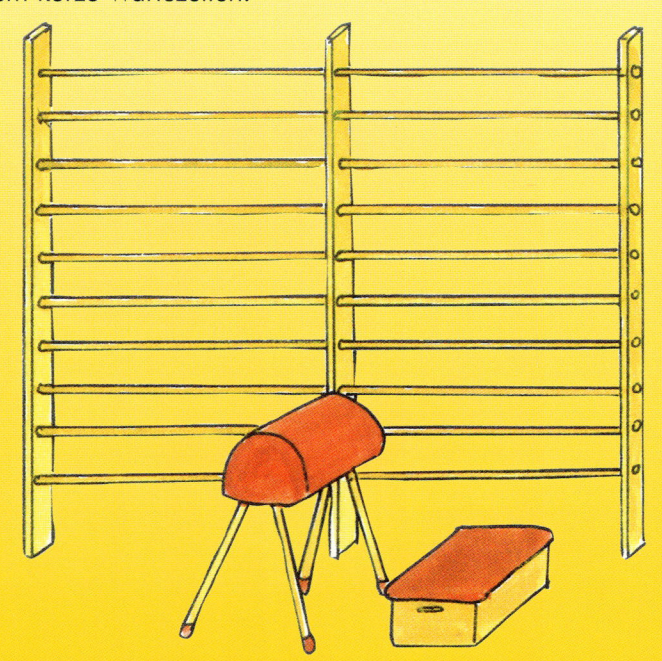

GROSSGERÄTE

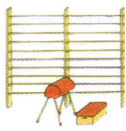

Wo kommt unser Essen her?

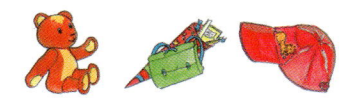

Idee: Nicole Gebhardt

Material:

- Großer Kasten
- Weichboden
- 4 kleine Matten
- Sprossenwand
- Kärtchen mit Abbildungen verschiedener Nahrungsmittel

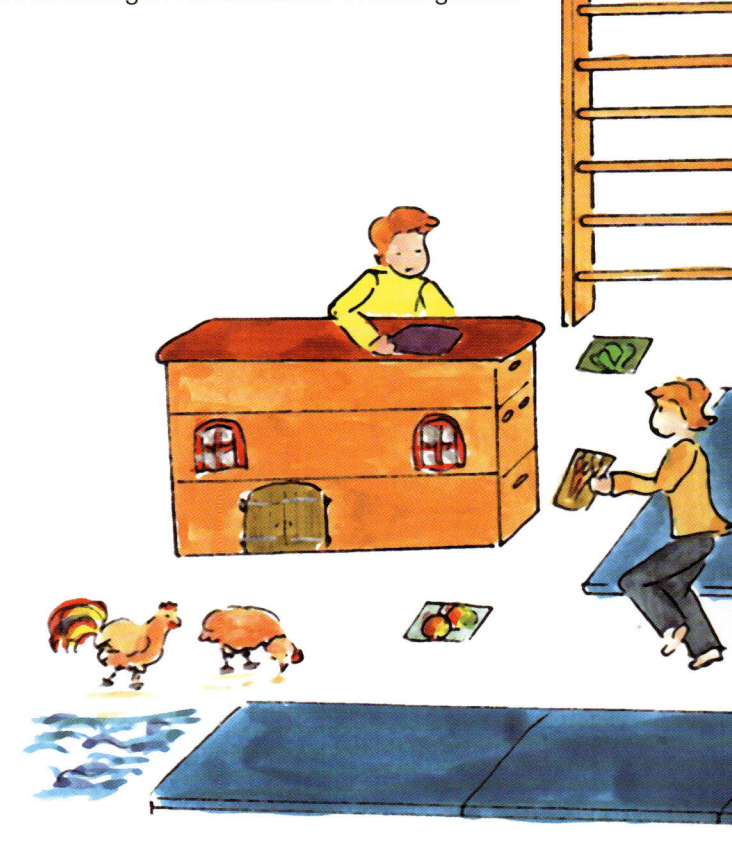

GROSSGERÄTE

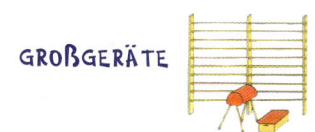

Um einen großen Kasten (Bauernhof) herum wird eine Bewegungslandschaft aufgebaut, aus Weichboden (Feld), kleiner Matte (Beet), mehreren kleinen Matten hintereinander (Fluss) und Sprossenwand (Baum).

Nun sollen die Nahrungsmittel zugeordnet werden: Das Gemüse wird zum Beet gebracht, das Getreide aufs Feld usw. Zuletzt wird überprüft, ob alles an seinem Platz ist und überlegt, warum sich manche Lebensmittel nicht so einfach zuordnen lassen.

GROSSGERÄTE

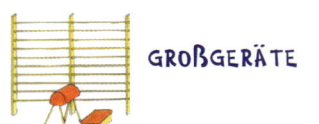

Eine rattenscharfe Turnstunde (Teil 2)

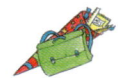

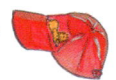

Die Geschichte um Henry geht weiter

Idee: Ursula Steinau

Material:

- 10 Turnmatten
- 1 Minitramp
- 2 Weichböden
- Großer Kasten
- 3 Langbänke
- 4 kleine Kästen
- 32 Teppichfliesen
- 32 Bierdeckel
- Kärtchen mit Abbildungen von Lebensmitteln (müssen gebastelt werden), alternativ Bohnensäckchen, Tennisbälle …
- Leeres Lebensmittelregal (s. Kopiervorlage auf S. 95)

Die Ratten sind in der großen Stadt am Fluss heimisch geworden.

Währenddessen ist Henry fleißig in seinem Restaurant und kocht und kocht. Doch die Lebensmittel gehen zur Neige und das Restaurant ist voll mit Gästen, die auf ihr Essen warten. Henry hat eine Idee, er schickt seine Rattenfreunde los, um in den Kellern und Vorratskammern der Nachbarschaft Nachschub zu holen.

Alle Lebensmittel (Lebensmittelkärtchen) werden über die Stationen transportiert und im Vorratskeller von Henrys Restaurant eingelagert.

GROSSGERÄTE

Die Ratten schwärmen aus, schlüpfen in die Keller der Nachbarhäuser oder steigen hoch auf die Dächer, um so von einem Haus zum anderen zu gelangen. Wenn die Nachbarhäuser leer geräumt sind, machen sie sich auf die Suche nach Lebensmitteln in den Häusern jenseits des Flusses. Sie transportieren die Lebensmittel über den Fluss und lassen sich dabei einiges einfallen.

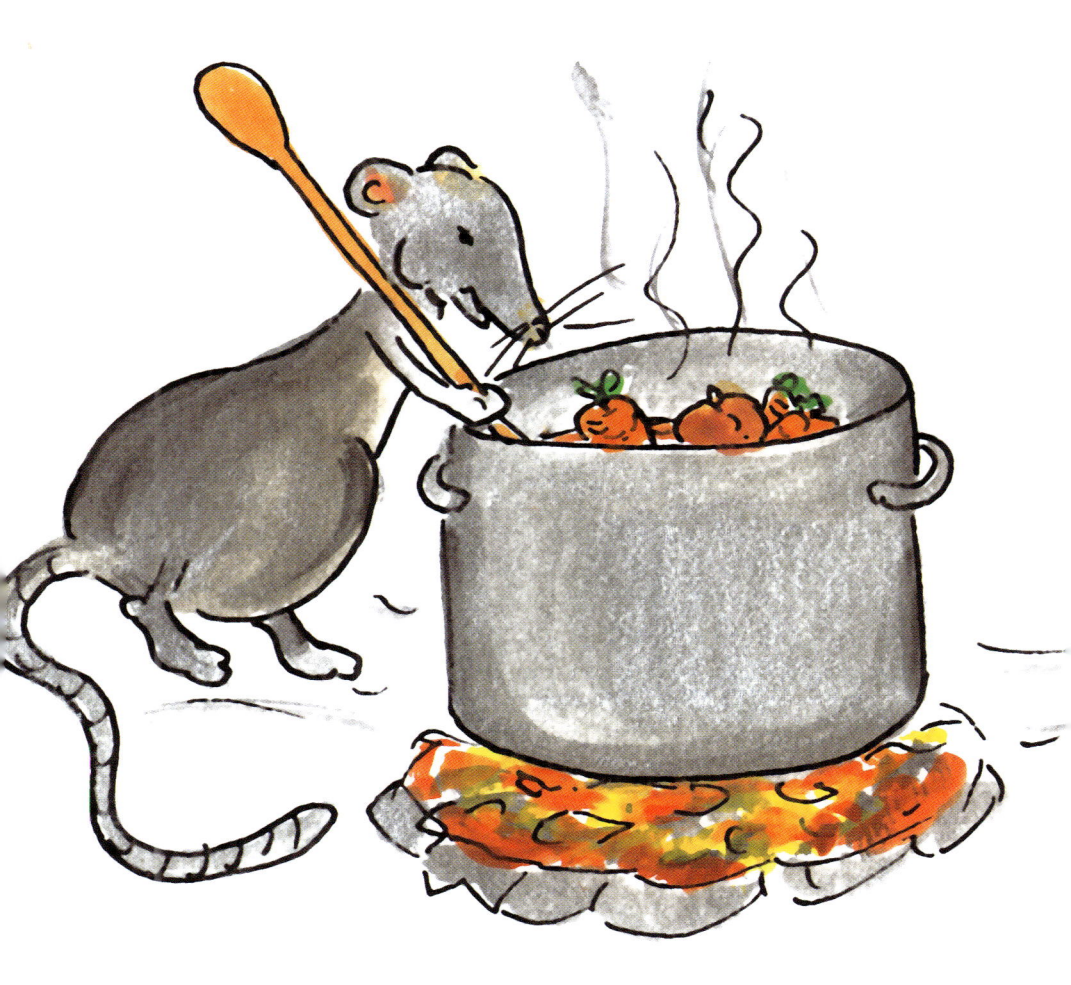

GROSSGERÄTE

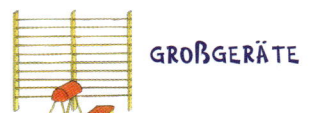

Die Lebensmittelkärtchen sind an verschiedenen Stationen im Geräteparcours verteilt und müssen eingesammelt werden. Es darf jeweils immer nur ein Lebensmittelkärtchen transportiert werden. Dabei müssen die Ratten folgende Aufgaben erfüllen:

• Durch das Kellerfenster rutschen (Kasten - angestellte Bank).

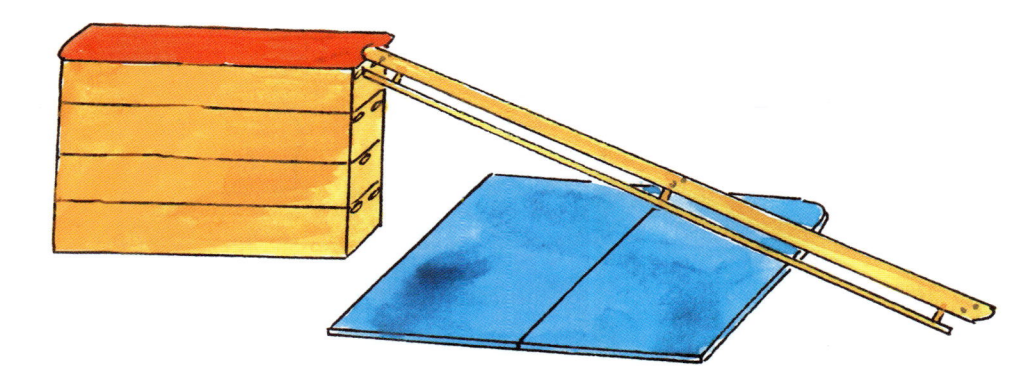

GROSSGERÄTE

- In die Kartoffelkiste springen (Kasten – Trampolin – Weichboden).

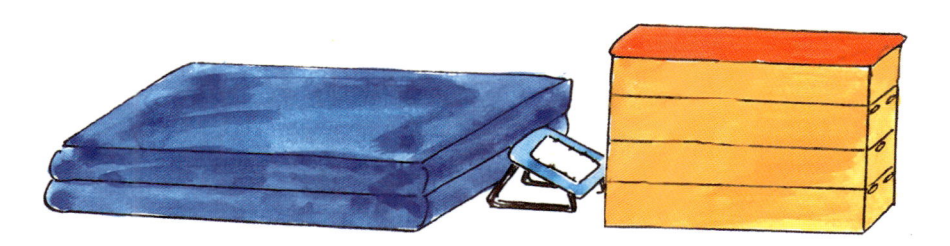

- Über die Regale klettern (Bank – kleine Kästen).
- Durch Kellerfenster kriechen (unter der Bank durch).

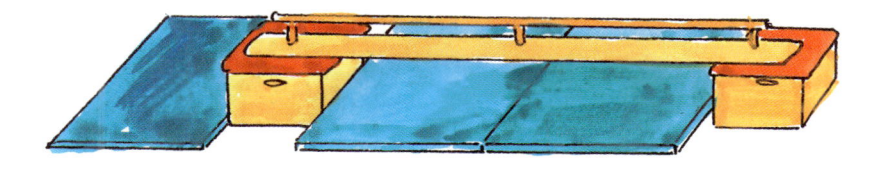

- Über Gräben springen.
- Schleichpfad auf allen vieren überwinden (Teppichfliesen).
- An der Katze vorbeirollen (Matte).
- Von Stein zu Stein über den Fluss (Teppichfliesen).
- Durch die Geheimgänge (Bierdeckel) Lebensmittel in den Vorratskeller von Henrys Restaurant bringen. Dort müssen sie dann auf der richtigen Regalstufe im Kellerregal (Ernährungsregal – Plakat) abgelegt werden.

GROSSGERÄTE

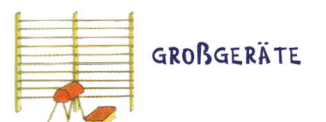

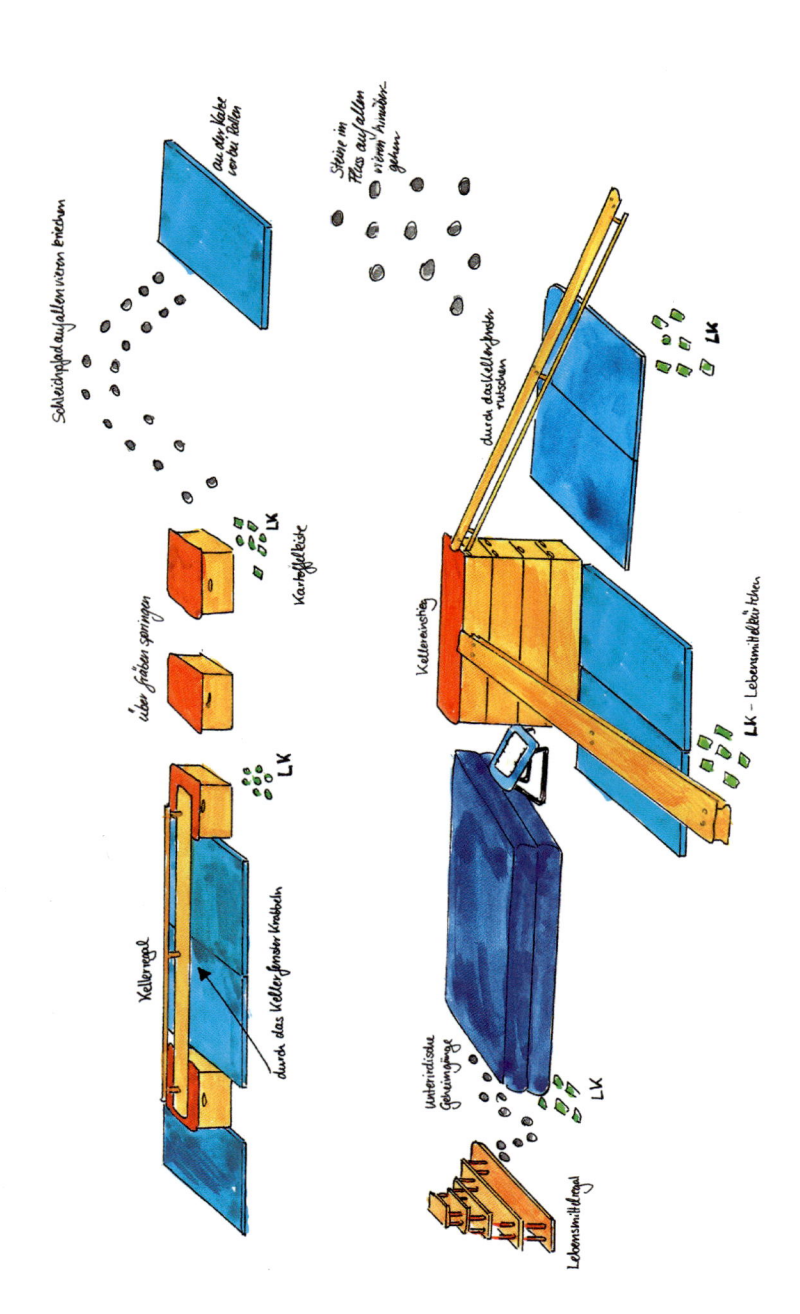

WAHRNEHMUNG

Spiele zur Wahrnehmungsförderung gehören in jede Kinderturn-Stunde, sie lassen sich im Stundenverlauf ebenso gut integrieren, wie als besonderes Bonbon am Ende einer Turnstunde. Diverse Spiele und Partnerübungen fördern die Körper- und Selbstwahrnehmung. Sie führen einerseits in die Entspannung und helfen, Stress abzubauen, gleichzeitig fördern sie die Konzentration, machen sensibel für die eigenen Bedürfnisse. Ernährungs- und Essverhalten werden positiv beeinflusst, Selbstbewusstsein und Selbstvertrauen gestärkt, kindliches Lernen gefördert und somit eine gute Grundlage für die kindliche Entwicklung geschaffen.

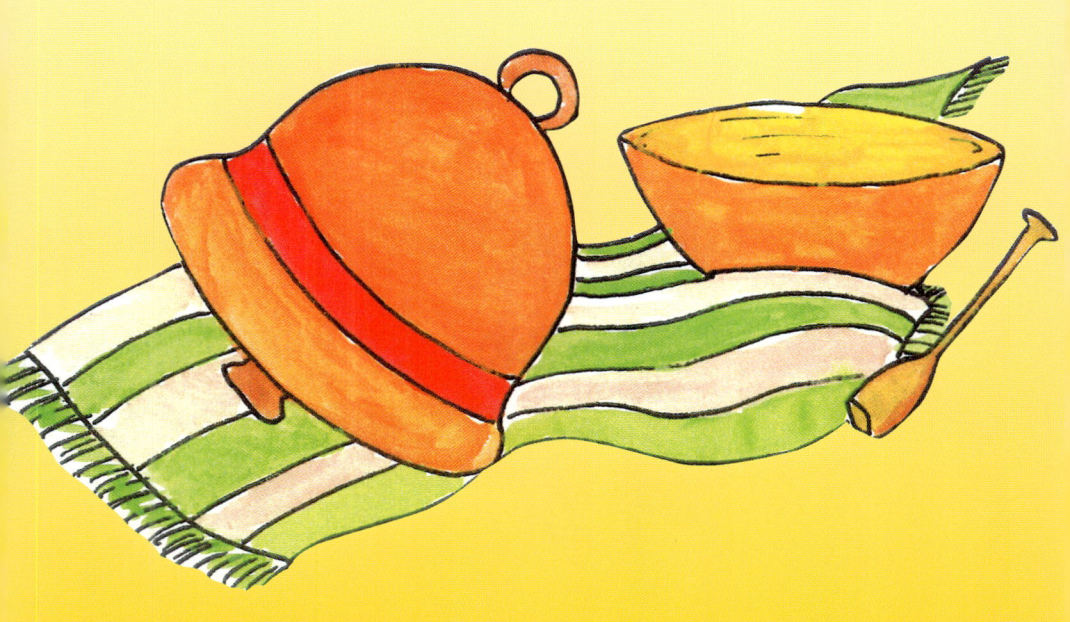

HEXENTOPF

Idee: Ursula Steinau

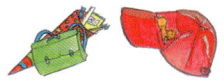

MATERIAL:

- Chiffontücher
- Umgedrehter Kasten (= Hexentopf)

Eine Hexe (wird vor Spielbeginn bestimmt) fängt sich ein Kind. Dieses Kind muss nun in den Hexentopf steigen. Alle anderen Kinder versammeln sich um den Hexentopf und werfen Tücher auf das Kind im Topf. Dazu sagen sie, was sie hineinwerfen, Spinnen, Frösche, Knöterich usw. (jedes Tuch ist eine andere Zutat für die Hexensuppe). Anschließend wird das Kind mit den Tüchern abgerubbelt und somit in eine Hexe verwandelt. Nun darf die neue Hexe helfen, eine weitere Hexe zu fangen.

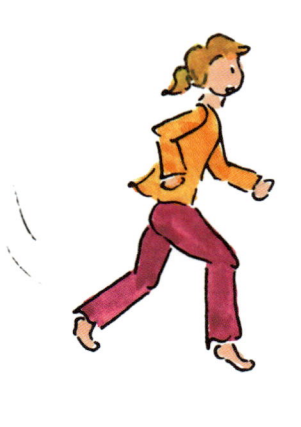

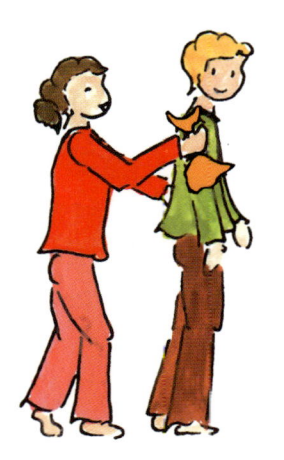

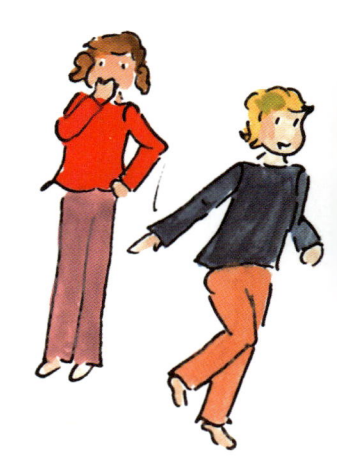

FEUER-WASSER-BLITZ MIT MILCHPRODUKTEN

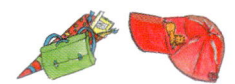

Idee: Ursula Steinau

MATERIAL:

- Kärtchen mit Abbildungen von Lebensmitteln (Milchflasche, Käse, Joghurt, Quark)

Die Kinder laufen durch die Halle. Die Übungsleiterin zeigt Kärtchen mit den Abbildungen von Lebensmitteln, zu denen die Kinder bestimmte Aufgaben erfüllen sollen.

- Milchflasche – gerade stehen bleiben, Beine geschlossen, Arme nach oben.
- Käse – Päckchen auf dem Boden.
- Joghurt – auf der Stelle mit ausgebreiteten Armen und gegrätschten Beinen stehen bleiben (oder drehen).
- Quarkspeise – Vierfüßlerstand rückwärts (wie beim Spinnengang).

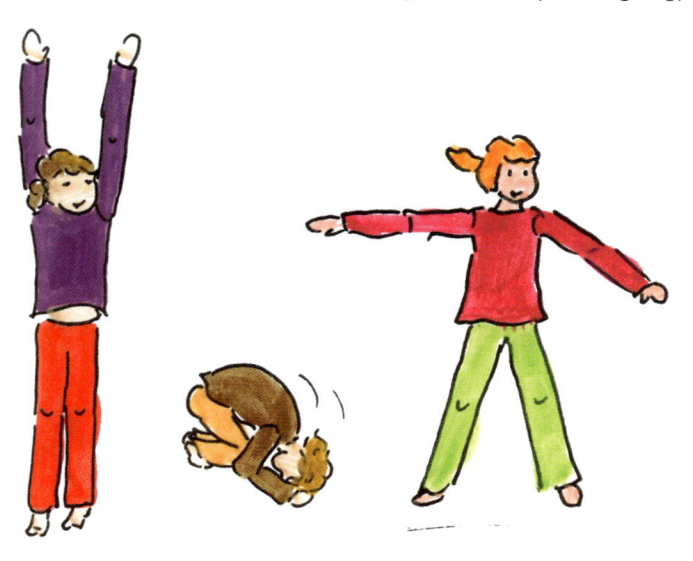

RIESEN-SANDWICH

Idee: Ursula Steinau

MATERIAL:

- 2 Weichböden

ORGANISATORISCHES:

Die Kinder sollen keine festen Turnschuhe tragen.

5 – 6 Kinder dürfen sich als Sandwich-Belag (Salat, Gurken, Tomaten, Käse, eine Scheibe Schinken) auf den am Boden liegenden Weichboden nebeneinander legen. Kopf und Arme befinden sich über der Weichbodenkante. Wenn alle bequem liegen, wird der Sandwich-Deckel zu gemacht (der zweite

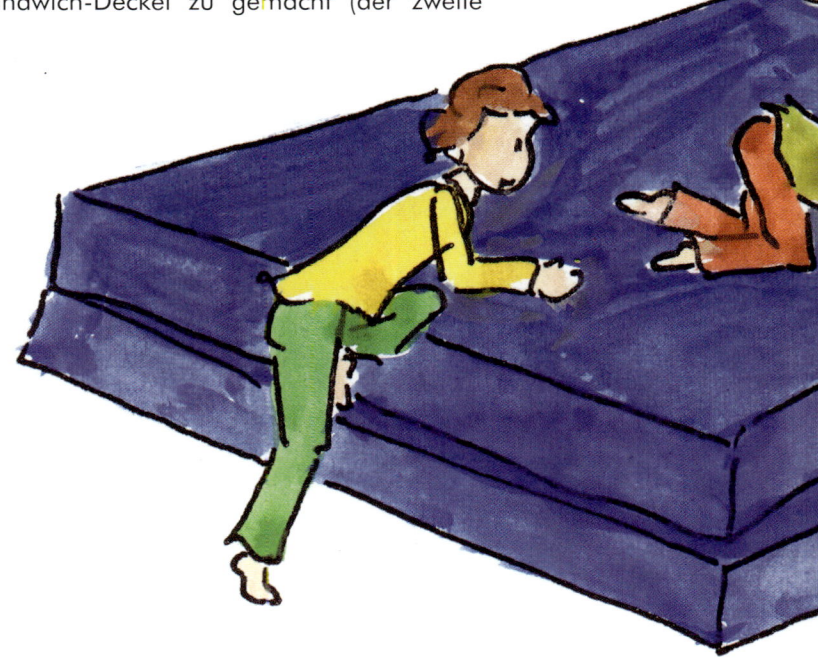

WAHRNEHMUNG

Weichboden auf die Kinder gelegt). Kopf und Arme schauen aus dem Sandwich (zwischen den Weichböden) heraus.

Alle Kinder dürfen nun über das Sandwich krabbeln, im nächsten Durchgang darüber laufen und dann hüpfen. Danach wird das Sandwich wieder geöffnet und der neue Belag (die nächsten Kinder) dürfen Platz nehmen – das Spiel beginnt von vorn.

Die Kinder entscheiden selbst ob sie zwischen den beiden Weichböden liegen wollen – die Teilnahme als Sandwich-Belag ist freiwillig!

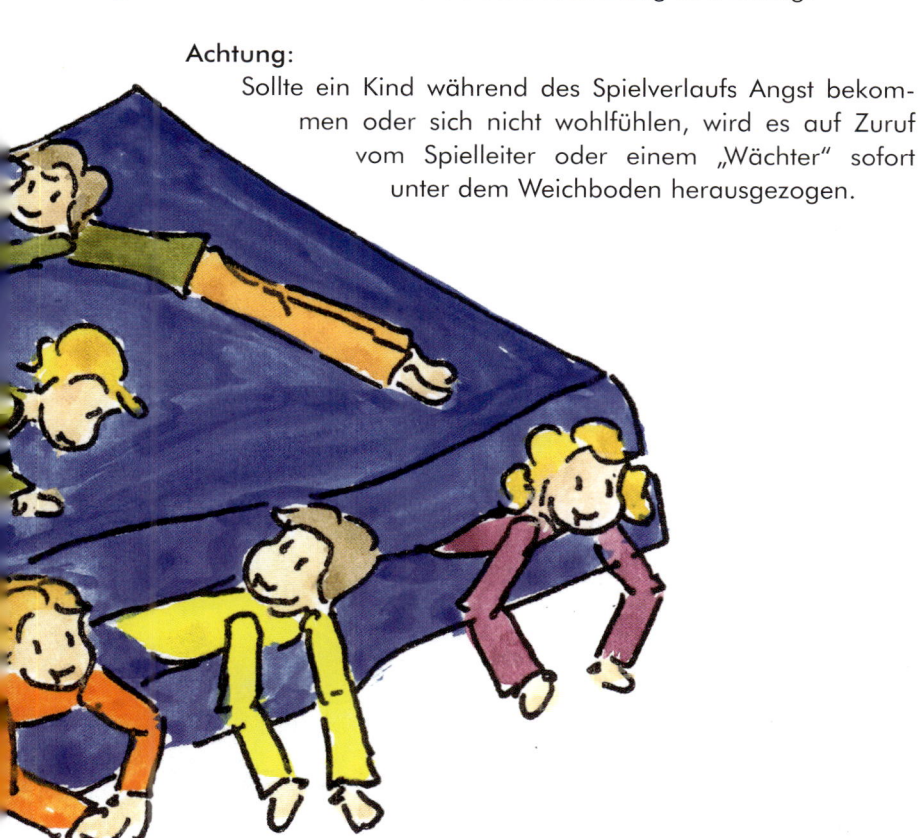

Achtung:
Sollte ein Kind während des Spielverlaufs Angst bekommen oder sich nicht wohlfühlen, wird es auf Zuruf vom Spielleiter oder einem „Wächter" sofort unter dem Weichboden herausgezogen.

SPAGHETTITELLER

Idee: Ursula Steinau

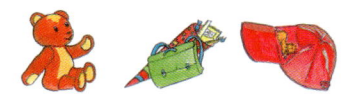

MATERIAL:

- Turnmatten
- Springseile

Die Kinder gehen paarweise zusammen. Ein Kind umlegt mit Springseilen die Körperumrisse ces auf der Matte liegenden Partners. Beide schauen, wie die Figur aussieht, die dabei entsteht. Anschließend legt sich der Partner in den Umriss („Mal sehen, ob ich da reinpasse").

Die Kinder erfinden immer neue Figuren (Körperhaltungen), lernen spielerisch im Experiment ihren Körper kennen und fördern dabei ihre Körperwahrnehmung.

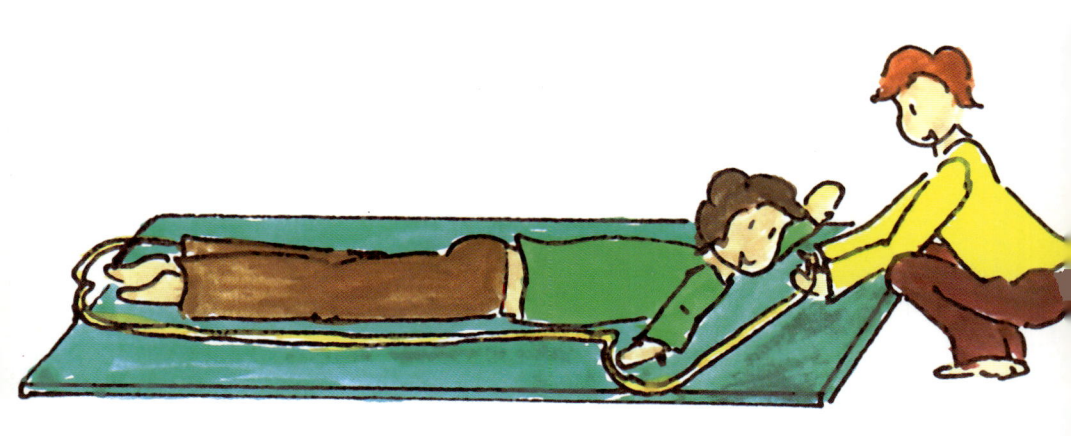

ATTRAKTIVE AKTIONEN

Ausgewogene Ernährung und viel Bewegung sind Voraussetzungen für eine gesunde Entwicklung unserer Kinder. Um die Wichtigkeit von Ernährung und Bewegung Kindern und auch deren Eltern bewusst zu machen, bietet sich z. B. ein Aktions- und Spieltag rund um das Thema „Ernährung" für die ganze Familie an.

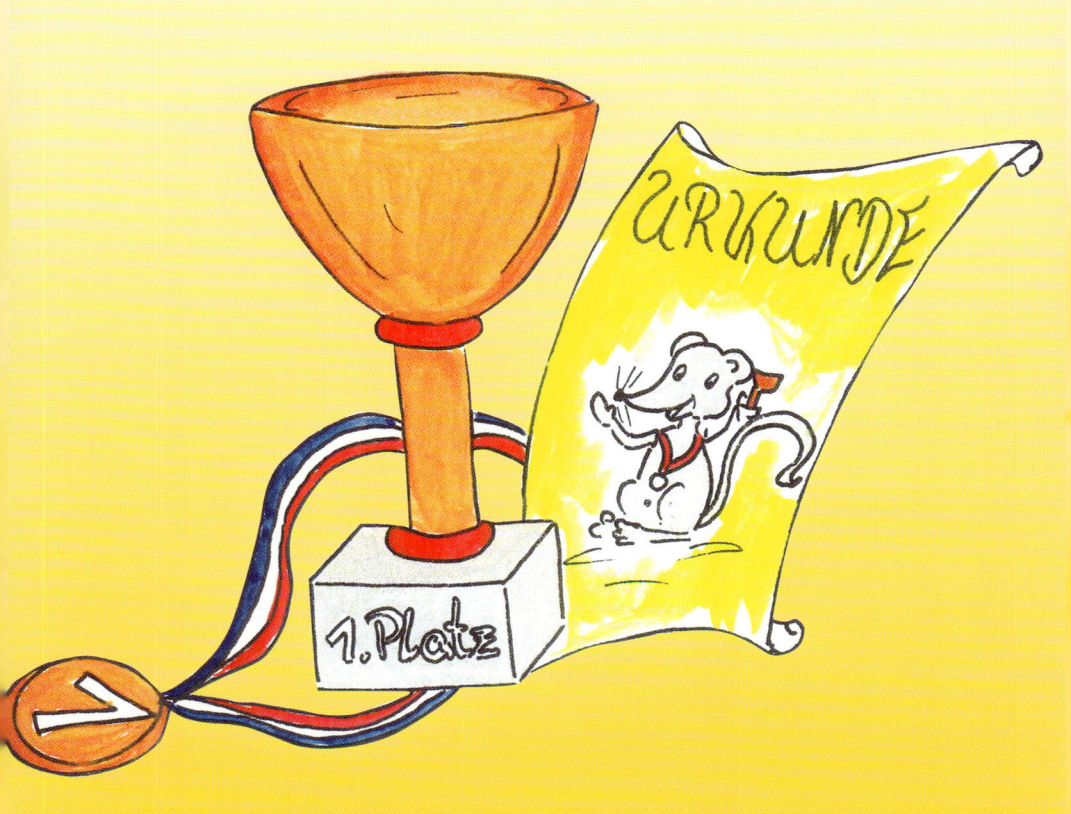

ATTRAKTIVE AKTIONEN

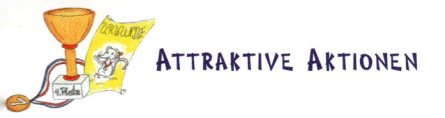

ESSENSRALLEY

(Staffelspiel)

Idee: Nicole Gebhardt

MATERIAL:

- 2 Rollbretter
- Markierungshütchen
- 2 kleine Kästen
- Kärtchen mit Abbildungen von Nahrungsmitteln aus allen drei Bereichen der Ernährungspyramide

Mit den Markierungshütchen wird ein Slalomparcours aufgebaut, an dessen Ende ein umgedrehter kleiner Kasten mit den Nahrungsmittelkärtchen steht. Die Ernährungspyramide sollte den Kindern bekannt sein.

Die Kinder werden in zwei Mannschaften eingeteilt und sollen nacheinander mit dem Rollbrett die Lebensmittel durch den Parcours zu ihrer Mannschaft transportieren. Am Ende wird ausgezählt:

Grüne Nahrungsmittel = 3 Punkte
gelbe Nahrungsmittel = 2 Punkte
Rote Nahrungsmittel = 1 Punkt

VARIANTE:

Die Kinder sollen die Lebensmittel, entsprechend der Ernährungspyramide, in „grüne", „gelbe" und „rote" Nahrungsmittel einordnen. Für jede richtige Zuordnung erhält die Mannschaft einen Punkt.

Attraktive Aktionen

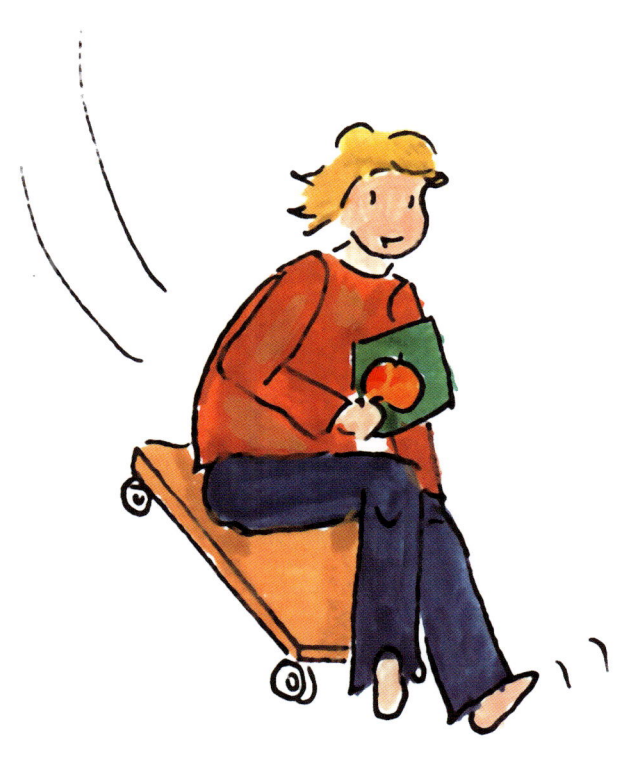

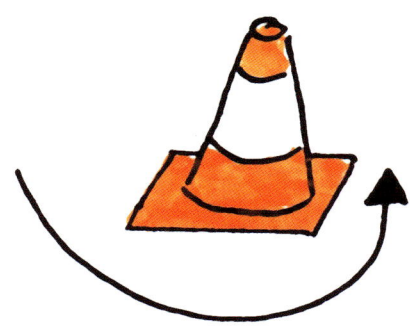

ATTRAKTIVE AKTIONEN

ZUCKERWÜRFEL-
TRIMMSPIELPLATZ

Aktions- und Spieltag für Kinder und Eltern
Idee: Ursula Steinau

„Versteckter" Zucker ist – wie der Name schon sagt – als solcher nicht auf Anhieb zu erkennen. Mit diesem Spiel soll Kindern und Eltern bewusst gemacht werden, wie viel Zucker sich wirklich in manchen Lebensmitteln befindet. Sicher wird es hier die eine oder andere Überraschung geben!

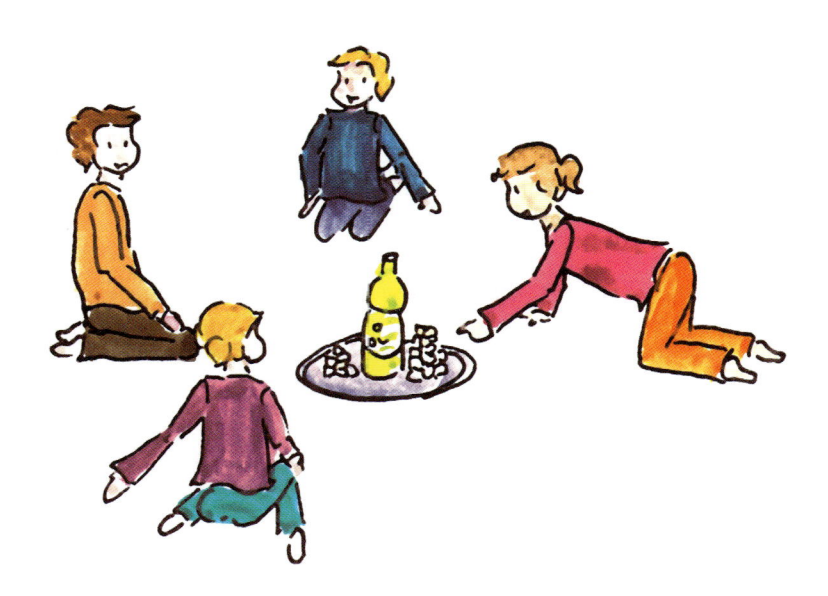

MATERIAL:

- Lebensmittel- und Getränkeverpackungen (werden von den Kindern mitgebracht)
- Zuckerwürfel
- Teller

Attraktive Aktionen

Für die hier vorgestellten Stationen:

- Springseile
- Turnmatten
- Hüpfsäcke
- Topfstelzen
- Pedalos
- Barren
- Luftballons

Wie viel Zucker ist wo drin? In Limo, Cola, Apfelsaft, Kakao, Milchmix, Gummibärchen, Schokolade, Fruchtjoghurt oder Müsli? Die Kinder haben Lebensmittel und Getränke (Verpackungen) mitgebracht und schauen nun gemeinsam mit ihren Eltern, wie viel Zuckerwürfel darin enthalten sind!

Der Zuckergehalt wird in der Regel auf den Lebensmittelverpackungen extra ausgewiesen, sodass man einfach umrechnen kann: 3 g Zucker entspricht einem Stück Würfelzucker.

Die Lebensmittelverpackungen werden auf Teller gelegt. Die entsprechende Anzahl Zuckerwürfel wird abgezählt und dazugelegt.

Nun kann der Zuckerwürfel-Trimmspielplatz aufgebaut werden! Gemeinsam überlegen alle Teilnehmer, welche Stationen aufgebaut werden sollen. Den einzelnen Stationen werden je eine Schale mit einem Lebensmittel und die dazugehörigen Zuckerwürfel zugeordnet. Die Aufgabe ist nun, die vorgegebene Übung so oft zu wiederholen, wie Zuckerwürfel auf der Schale liegen!

Attraktive Aktionen

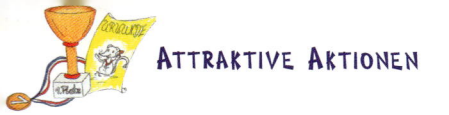

Beispiele für die Stationen:

Gummibärchen → 50 x Seilspringen (entweder allein oder zu dritt)

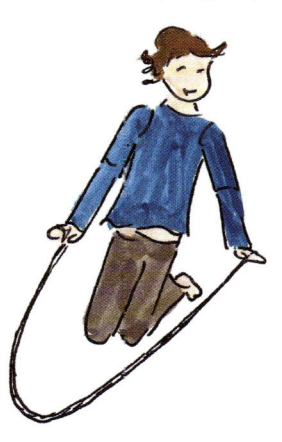

Schokolade → 19 x hin- und herspringen
Butterkekse → 9 x Kniebeuge
Nutella auf dem Brot → 7 x einen Purzelbaum
Ein Ballisto → 5 x einen Zappelhandstand
Schokopudding → eine Bahn Sackhüpfen

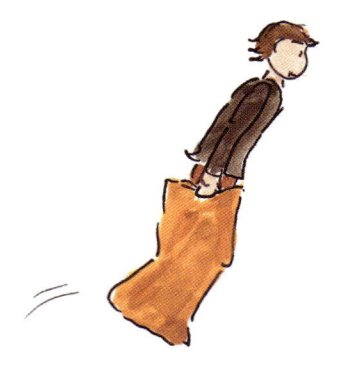

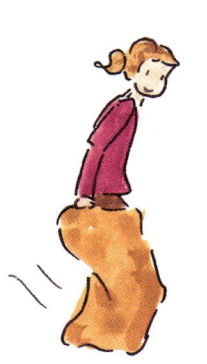

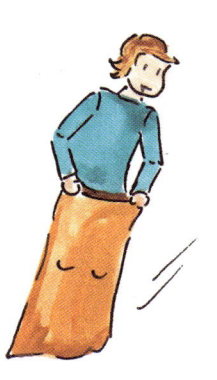

Milchschnitte → eine Runde Topfstelzen laufen

ATTRAKTIVE AKTIONEN

Apfelsaftschorle → 3 x die Kletterstangen hochklettern

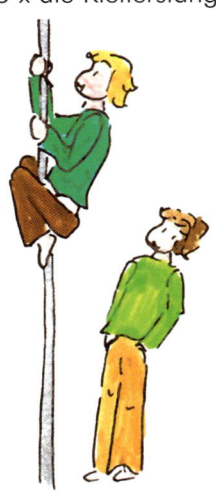

Naturjoghurt → Pedalo fahren, das macht Spaß!
Ein Riegel Duplo → 5 x über den Barren stützen
Ketchup → 11 x einen Hampelmann

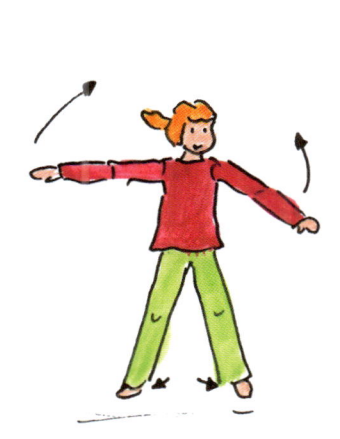

Marmeladenbrot → eine Runde Luftballontennis spielen
Ein Sahnebonbon → über den Barren auf allen vieren

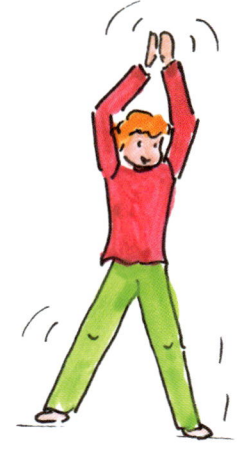

ATTRAKTIVE AKTIONEN

Lebensmitteltransport über die Bierdeckelstraße

Beim nächsten Spiel geht es um die Ernährungspyramide. Kindern und Eltern wird bewusst gemacht, wie sich die tägliche Nahrungsaufnahme möglichst zusammensetzen sollte.

MATERIAL:

- Bunte Bierdeckel
- Kärtchen mit Abbildungen von Nahrungsmitteln
- Die Ernährungspyramide (siehe Kopiervorlage)

Die bunten Bierdeckel werden über eine Strecke von ca. 2 x 5 m in der Halle verteilt. Nun sollen die Lebensmittelkarten über die Bierdeckelstraße gebracht werden.

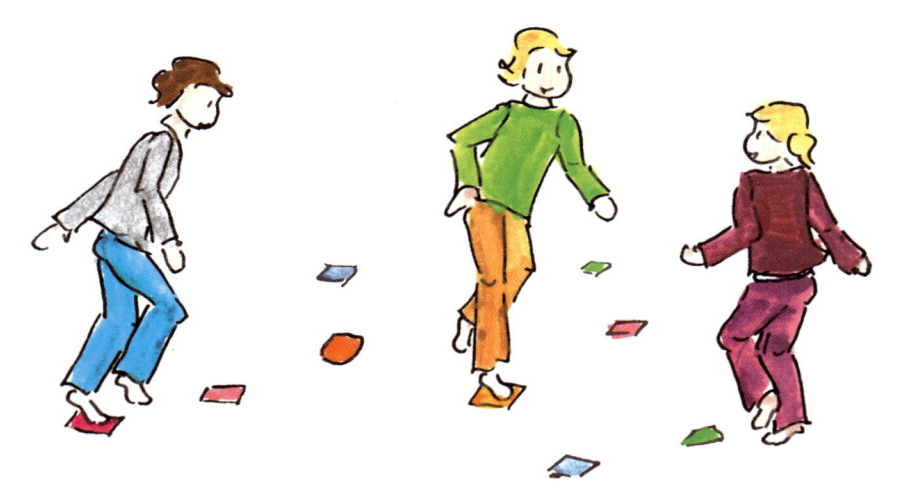

Dabei gilt Folgendes:

- Lebensmittel mit einem hohen Anteil an Vitaminen dürfen nur über grüne Bierdeckel transportiert werden.
- Eiweißhaltige Lebensmittel transportiert man über die roten Bierdeckel.
- Lebensmittel mit vielen Kohlenhydraten/Ballaststoffen werden über die orangfarbenen Bierdeckel gebracht.

ATTRAKTIVE AKTIONEN

- Mineralstoffhaltige Lebensmittel sollen über blaue Bierdeckel transportiert werden.
- Lebensmittel mit einem hohem Zuckeranteil bringt man über die gelben Bierdeckel.

Am Ende der Bierdeckelstraße werden die Lebensmittelkärtchen in die Ernährungspyramide einsortiert.

Und zum Abschluss geht's noch mal richtig rund mit Tanzalarm oder einem „Zuckerwürfelturm" – mit einer Kinderpyramide bzw. Kinder-Eltern-Pyramide.

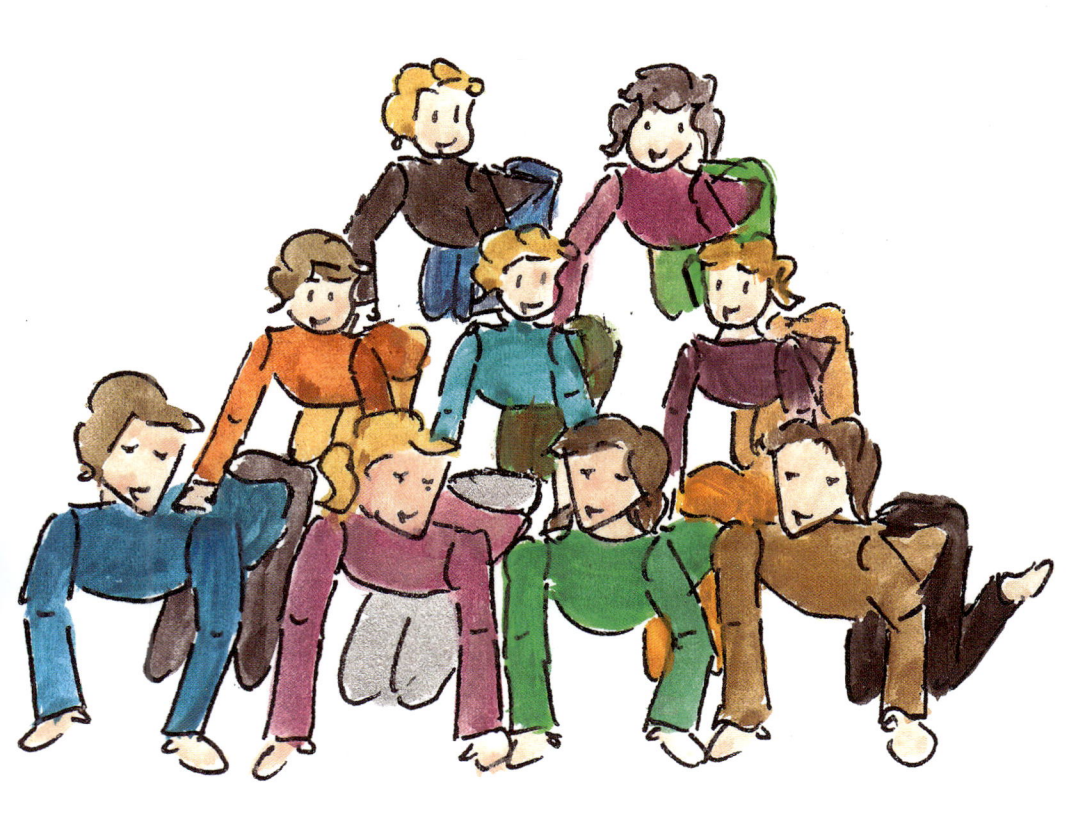

ATTRAKTIVE AKTIONEN

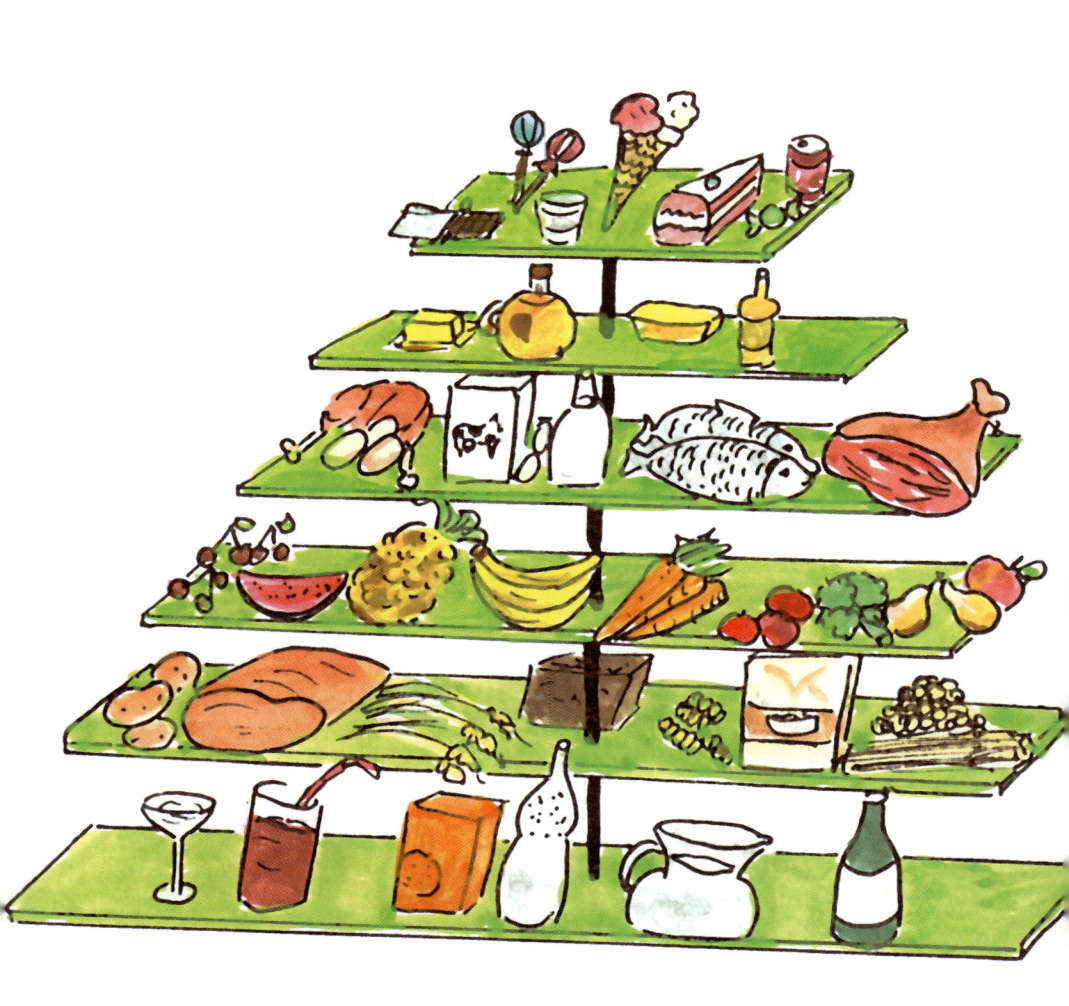

Bitte beachten Sie die Kopiervorlage auf Seite 95.

Attraktive Aktionen

Erläuterungen zu den einzelnen Regalbrettern der Ernährungspyramide

Da Kinder ja noch wachsen und viel Bewegung für eine gesunde Entwicklung brauchen, sieht ihr Energie- und Nährstoffbedarf etwas anders aus als der von Erwachsenen. Die Kopiervorlage des Ernährungsregals entspricht der Ernährungspyramide für Kinder.

Je größer das Regalbrett, desto mehr kann man von den entsprechenden Lebensmitteln pro Tag essen.

Unterste (größte) Stufe: *(zuckerfreie) Getränke*
Wasser wird für sämtliche Stoffwechselvorgänge benötigt, sorgt für einen ausgeglichenen Energiehaushalt und fördert alle Denk- und Konzentrationsleistungen.

Zweite Stufe: *Nahrungsmittel, die viele Kohlenhydrate und Ballaststoffe enthalten.*
Kohlenhydrate sind eine schnelle Energiequelle für den Körper und Ballaststoffe sind wichtig für die Verdauung.

Dritte Regalstufe: *Alle Nahrungsmittel, die viele Vitamine, aber auch Mineralstoffe enthalten. Sie regeln vielfältige Stoffwechselprozesse und stärken das Immunsystem.*

ATTRAKTIVE AKTIONEN

Vierte Regalstufe: *Alle Lebensmittel, die viel Eiweiß einhalten.*
Eiweiß ist als Grundbaustein für die Zellen in der täglichen Ernährung unverzichtbar und erfüllt wichtige Aufgaben verschiedenster Art in allen Bereichen des Körpers.

Fünfte Regalstufe: *Fette und Öle.*
Von ihnen wird nur sehr wenig benötigt. Sie sind Geschmacksträger, helfen dem Körper, fettlösliche Vitamine aufzunehmen, haben aber viele Kalorien.

Sechste und letzte Regalstufe: *Süßigkeiten.*
Sie habe viele (leere) Kalorien, sie haben keine oder nur wenige lebensnotwendige Nährstoffe, machen aber glücklich. Von ihnen sollte man pro Tag nicht mehr als eine geschlossene Hand voll essen.

Das Ernährungsregal, die Lebensmittelkärtchen und viele begleitende Arbeitsmaterialien können als Kopiervorlage unter www.tv-steinau.de – Kinderturn-Club – rechter Frame, Downloadbereich heruntergeladen werden. Der Kinderturn-Club freut sich im Gegenzug über einen freundlichen Gruß im Gästebuch!

Kreativecke

Zu Beginn einer Kinderturn-Stunde, die unter dem Motto „Bewegung und gesunde Ernährung" steht, sollte man ca. 10 Minuten Wissenswertes zu diesem Thema erörtert und besprechen. Dazu wissen die Kinder sicher schon eine Menge zu berichten.

Mithilfe der hier vorgestellten Anregungen zum Malen und Basteln kann man das Thema „gesunde Ernährung" veranschaulichen und vertiefen.

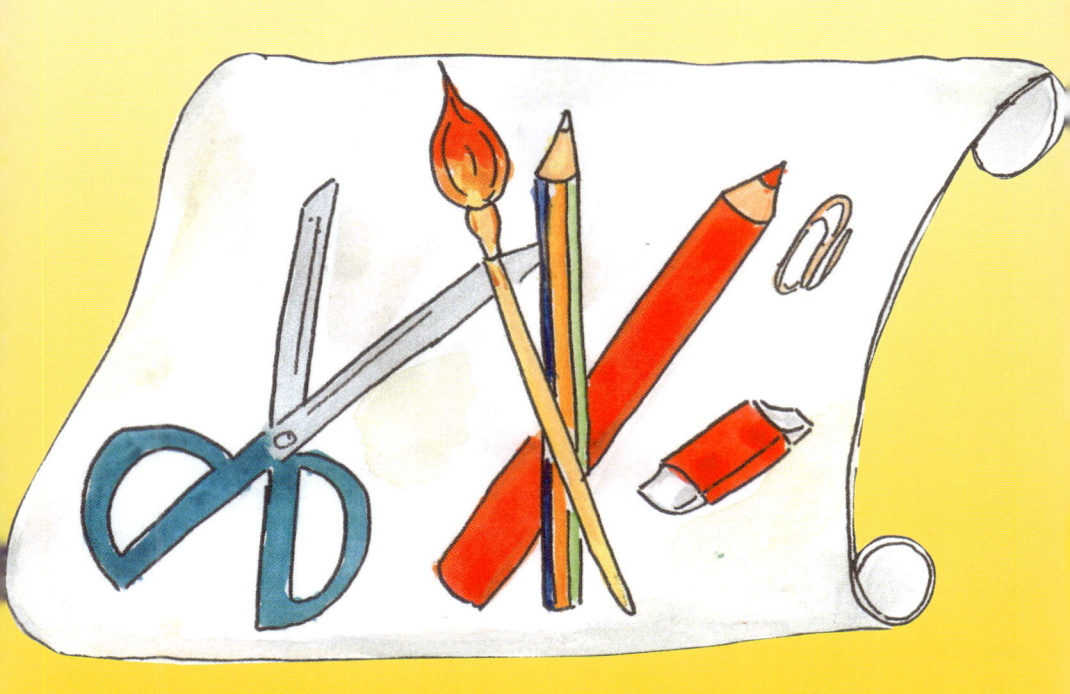

KREATIVECKE

DIE ERNÄHRUNGSPYRAMIDE ZUM AUSMALEN

MATERIAL:

- Buntstifte

Anhand der Ernährungspyramide erfahren die Kinder, wie viel man von welchen Nahrungsmitteln essen kann.

Durch die Spiele mit der Ernährungspyramide stellen die Kinder fest, dass man durch viel Bewegung und gesunde Ernährung „gute Laune" bekommt, dass es den Körper in Form hält, man bekommt mehr Muskeln und es steigert auch das Denkvermögen. Es hält gesund, macht schön und hält fit. Dass man von den süßen und fetten Sachen am wenigsten essen darf und dass diese auch auf das oberste und kleinste Regalbrett gehören, ist doch klar.

In den Turnstunden erfahren die Kinder, was so alles in den Lebensmitteln drinsteckt. Kohlenhydrate, Eiweiß, Fett; Vitamine und Mineralien. „Sucht einmal die passenden Lebensmittel in der Ernährungspyramide", so lautete dann die Aufgabe.

KREATIVECKE

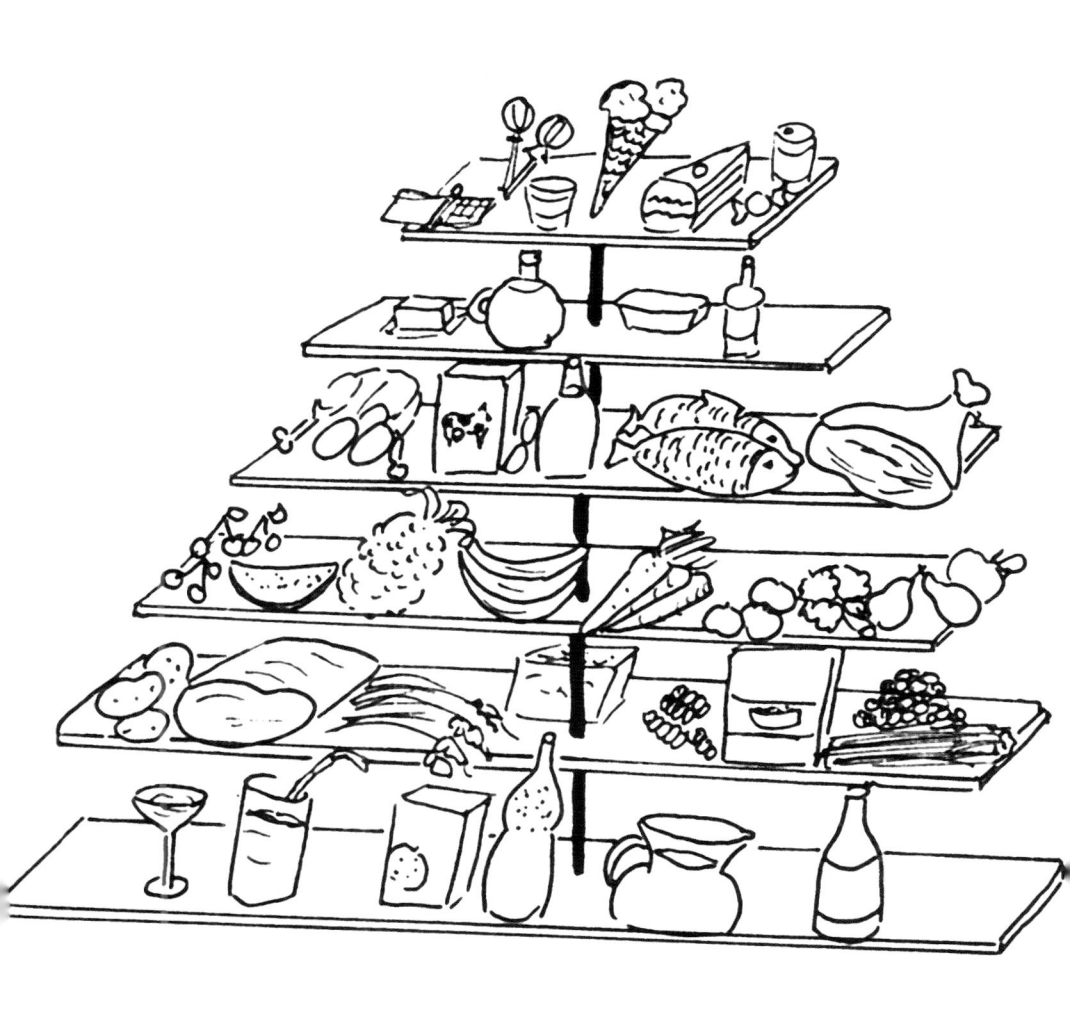

KREATIVECKE

LEBENSMITTELBILDER UND -COLLAGEN

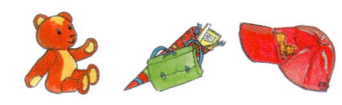

Idee: Ursula Steinau

MATERIAL:
- Papier
- Buntstifte
- Schere
- Kleber
- Alte Zeitschriften (zum Ausschneiden der Lebensmittel)
- Karton

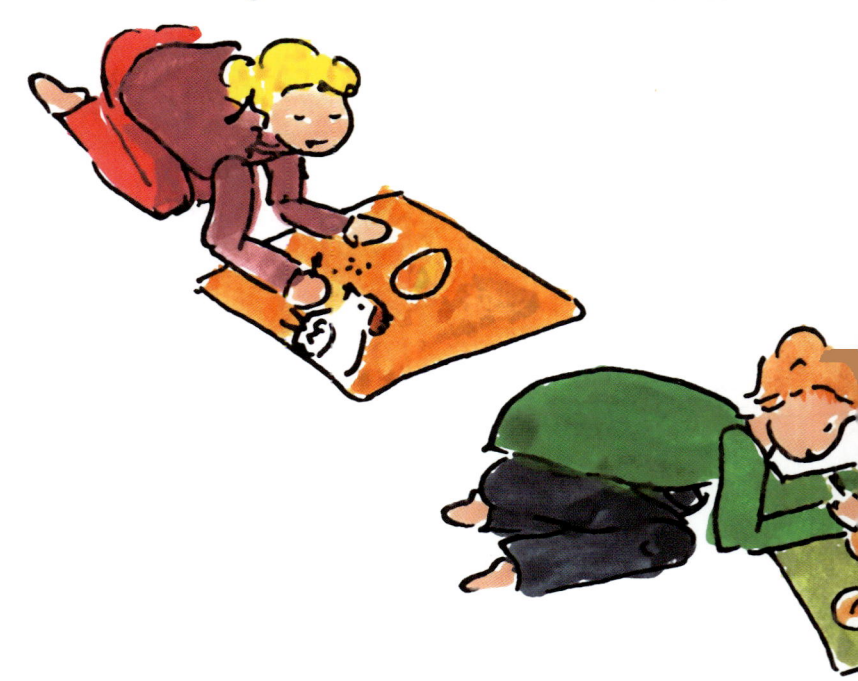

In den Übungsstunden werden die einzelnen Inhaltsstoffe thematisiert. Was sind Kohlenhydrate und in welchen Lebensmitteln ist denn ganz viel davon drin? Was sind Ballaststoffe? Wozu brauchen wir diese? Wo sind sie drin? Was sind Vitamine? Welche gibt es? Wofür sind sie nützlich? Wozu brauchen wir Fett? Was gibt es für Fette? Wie viel sollte man davon essen? Was sind Mineralstoffe? Wozu brauchen wir diese? Welche gibt es usw.?

In jeder Turnstunde wird ein kleiner Teilbereich dieser Themen besprochen und thematisch in die Turnstunde mit einbezogen.

Um das Gelernte zu vertiefen, malen die Kinder Bilder oder stellen Collagen zu den besprochenen Themen her, z. B.:

- Welche Lebensmittel kennst du, die viele Kohlenhydrate (Eiweiß, Fette, Mineralstoffe ...) enthalten?

TIPP:

Klebt man die ausgeschnittenen Lebensmittel auf Karton und schneidet daraus gleich große Kärtchen, erhält man Lebensmittelkarten für verschiedene „gesunde Ernährungsspiele"!

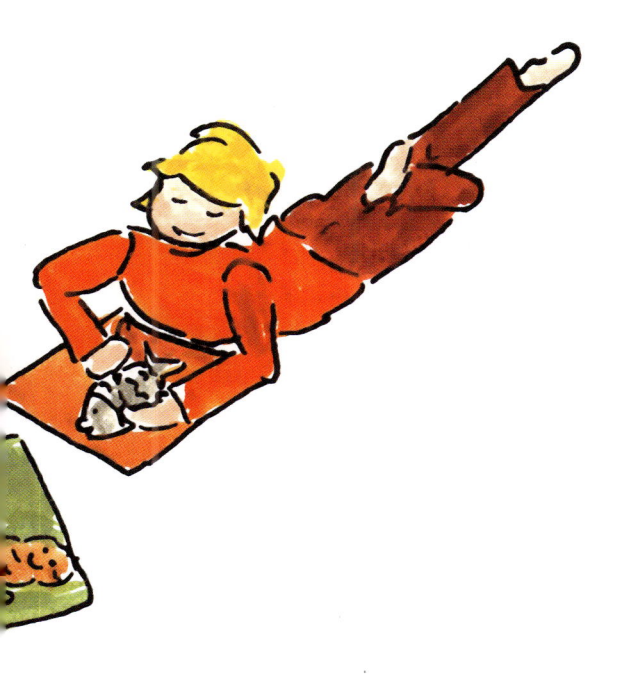

KREATIVECKE

DAS KINDERTURN-KOCHBUCH

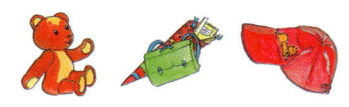

Idee: Ursula Steinau

Bei kleinen Gesprächen zu den Themen gesunde Ernährung und Bewegung zu Beginn der Übungsstunden bleibt es natürlich nicht aus, dass die Kinder über ihre Lieblingsgerichte berichten.

Jedes Kind bringt ein Rezept seiner Lieblingsspeise mit in die Turnstunde. Auf diese Weise entsteht im Laufe der Zeit ein kleines Kochbuch, das immer weiter wächst.

Ergänzt durch eigene Bilder und Collagen, entsteht ein schönes, individuelles Geschenk für die Eltern. Oder man gibt das Rezeptbuch gegen eine kleine Spende ab. Für den Erlös können kleine Geräte oder Materialien angeschafft werden.

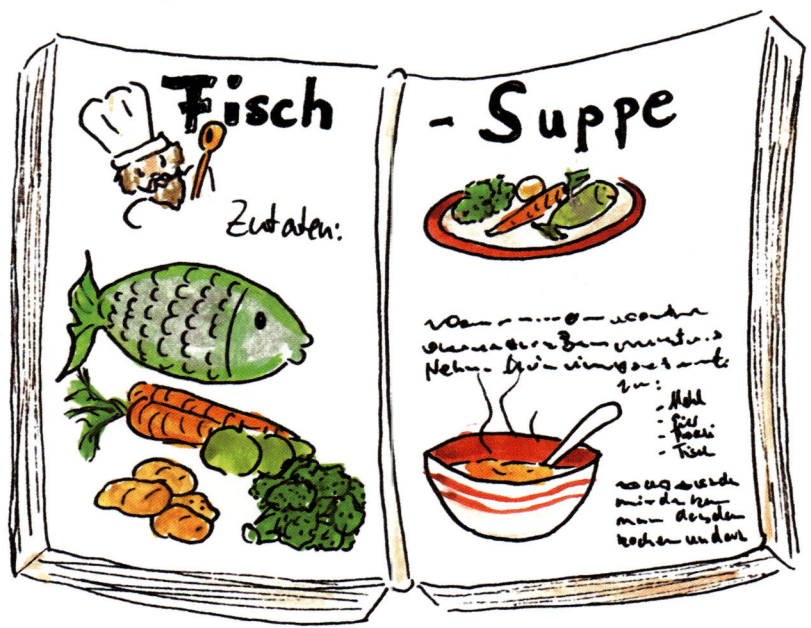

DTB Kinderturn-Club

Der Kinderturn-Club ist ein auf die Bedürfnisse der Vereine zugeschnittenes Programm, mit dessen Einführung der Deutsche Turner-Bund (DTB) die Wichtigkeit des Kinderturnens unterstreicht. Es bietet den Vereinen die Möglichkeit, ihr Kinderturnen für Kinder, Eltern sowie potenzielle Wirtschaftspartner noch attraktiver zu gestalten. Der DTB Kinderturn-Club ist u. a. ein modernes Marketinginstrument, mit dessen Hilfe sich die Vereine im Umfeld kommerzieller „Dienstleister für Bewegung" positionieren können.

Darüber hinaus versteht sich der DTB Kinderturn-Club als Instrument zur Netzwerkbildung für Vereine und Übungsleiterinnen, denen das Kinderturnen und die gesunde Entwicklung von Kindern am Herzen liegt.

DTB Kinderturn-Club

Der DTB Kinderturn-Club als Netzwerk zur Förderung der gesunden Entwicklung von Kindern

Ein wichtiges Anliegen des DTB Kinderturn-Clubs ist die Netzwerkbildung der Mitgliedsvereine untereinander. Dies wird u. a. gefördert durch regelmäßige kostenfreie Clubleiter/innen-Treffen, die in erster Linie dem Austausch von Neuigkeiten und (Praxis-)Anregungen dienen.

Im Kinderturn-Club Newsletter, der alle zwei Monate erscheint, können Clubleiter/innen ihre Ideen und Anregung zur Gestaltung fantasievoller Stunden an andere Kinderturn-Clubs weitergeben.

Das bietet der DTB Kinderturn-Club außerdem:

- Praxismaterialien für die Clubleiter/innen
- Kostenlose Clubleiter/innen-Schulungen
- Viermal im Jahr das Kinderturn-Heft für alle Mitglieder
- Attraktives Club-Info- und -Werbematerial
- Nutzung des Kinderturn-Club Logos und Maskottchens für die Öffentlichkeitsarbeit
- Attraktive Wettbewerbe
- Information und Kommunikation im Internet unter www.kinderturnclub.de

Weitere Auskünfte zum DTB Kinderturn-Club:

Deutsche Turnerjugend
DTB Kinderturn-Club
Otto-Fleck-Schneise 8
60528 Frankfurt/ Main
Tel.: 069/678 01-113
Fax: 069/678 01-199
E-Mail: kinderturnclub@dtb-online.de

DTB KINDERTURN-CLUB

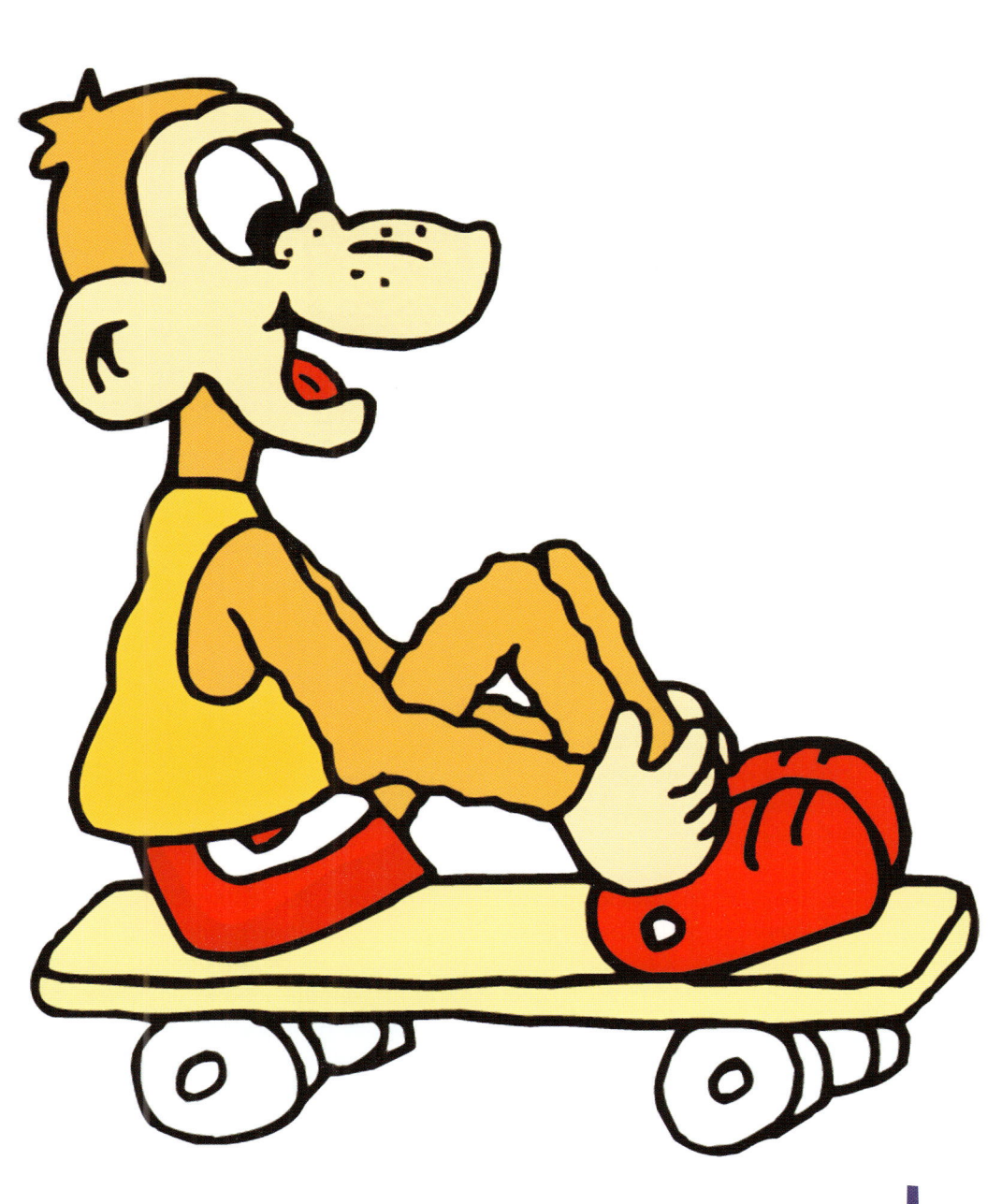

DTB KINDERTURN-CLUB

TV 1897 STEINAU UND TSV ELLERINGHAUSEN – BEISPIEL FÜR EINE GELUNGENE KOOPERATION

Das Ernährungsprojekt „Kinderturnen i(s)st gesund" des Kinderturn-Clubs TV 1897 Steinau, auf dessen Grundlage diese Pipo-Ausgabe erstanden ist, wurde durch Veröffentlichungen in den Medien des Deutschen Turner-Bundes und des Hessischen Turnverbandes überregional verbreitet.

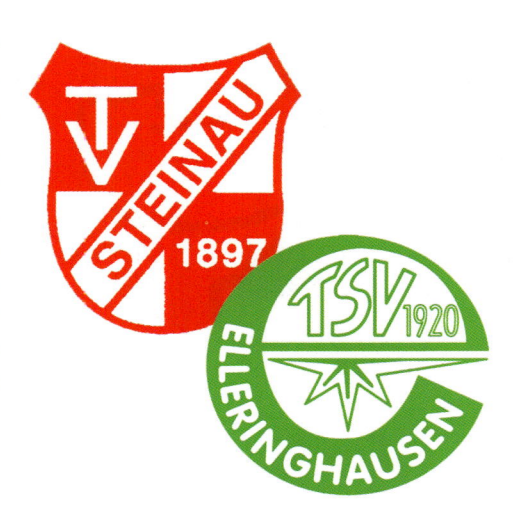

Daraufhin wurden zahlreiche Anfragen zum Projekt von Kinderturn-Clubs bundesweit an die Clubleiterin Ursula Steinau herangetragen. Diese stellte gerne die Materialien zur Verfügung, wünschte sich aber im Gegenzug eine kooperative Zusammenarbeit. Ideen, Übungsstunden, Spiele und Erfahrungen sollten weiterentwickelt und wieder zurückgegeben werden. Auf diese Weise kam ein reger Austausch von Stundeninhalten, Spiel- und Bewegungsideen zustande.

Die Kooperation gelang besonders gut mit dem Kinderturn-Club des TSV Elleringhausen. Die dortige Clubleiterin Birgit Kleinschmidt nahm eine Spielidee aus dem Konzept auf und entwickelte daraus die Bewegungsgeschichte „Eine rattenscharfe Turnstunde!", die wir in dieser Pipo-Ausgabe vorgestellt haben. Im Kinderturn-Club des TV 1897 Steinau entstand schließlich die Fortsetzung der Geschichte.

Weitere Anregungen wurden gegenseitig aufgegriffen und weiterentwickelt. Dank E-Mail-Korrespondenz und Internet entstand ein reger Austausch zwischen den beiden Kinderturn-Clubs, obwohl diese 180 km voneinander entfernt sind.

Gemeinsam traten beide Kinderturn-Clubs beim Wettbewerb YOUTH IN MOTION an und belegten den zweiten Platz in Hessen (Informationen zum Wettbewerb unter http://www.yimaktuell.de)

Nach einem Jahr kooperativer Zusammenarbeit kam die Gelegenheit zum gegenseitigen Kennenlernen. Birgit Kleinschmidt gewann mit ihrem Kinderturn-Club ein Konzert mit einem bekannten Kinderliedermacher beim Dokumentationswettbewerb des DTB Kinderturn-Clubs und lud neben den Kinderturn-Clubs in ihrer Region auch Ursula Steinau und die Kinder des TV Steinau dazu ein!

ZUCKERFALLE ODER ZAUBERSNACK?

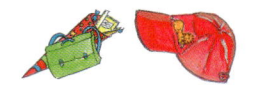

Spielidee aus Elleringhausen

Hier wollen wir eine Spielidee aus dem Kinderturn-Club Elleringhausen vorstellen. Die Weiterentwicklung durch den Kinderturn-Club TV Steinau kennen Sie bereits: Es ist der Zuckerwürfel-Trimmspielplatz aus der Rubrik „Attraktive Aktionen"!

Alle Teilnehmer (TN) bekommen den Rätselfragebogen „Zuckerfalle oder Zaubersnack?" (siehe Kopiervorlage).

In kleinen Gruppen oder auch allein versucht jeder TN, die richtige Zahl in die freien Felder des Zuckerrätsels einzufügen. Dann werden gemeinsam die Lösungen kontrolliert.

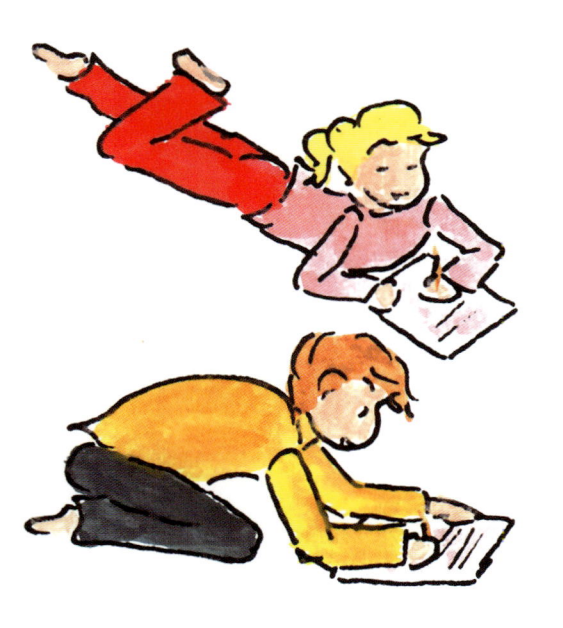

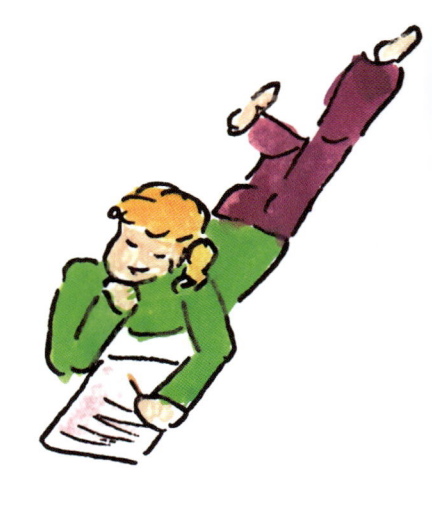

Die Übungsleiterin fragt die Lösungen der Reihe nach ab. Um Schummeln zu vermeiden, werden mehrere Lösungsmöglichkeiten gegeben, z. B.:

1. Frage: Wie viele Zuckersteine sind in einer Flasche Apfelsaft (1.000 ml)? Wer der Meinung ist, dass es 22 Zuckersteine (Z) sind, läuft ganz schnell in die rechte Ecke der Turnhalle.

Wer der Meinung ist, dass es 33 Z sind, läuft ganz schnell in die linke Ecke der Turnhalle.

Alle TN die der Meinung waren, dass es 33 Z sind, also die in der linken Ecke stehen, dürfen sich setzen, zuschauen und mitzählen, denn sie haben die richtige Lösung!

Alle TN, die der Meinung waren, dass es 22 Z sind, also die in der rechten Ecke stehen, dürfen (zusammen mit den Kindern die eine andere falsche Lösung haben) 10 Kniebeugen machen.

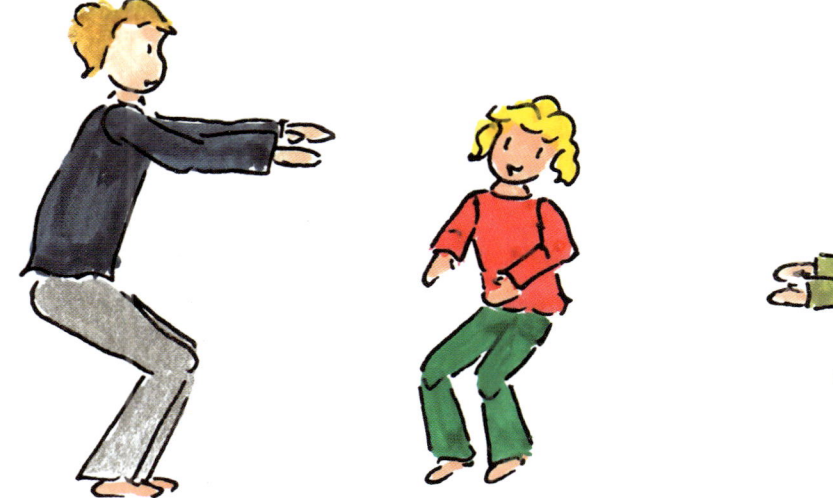

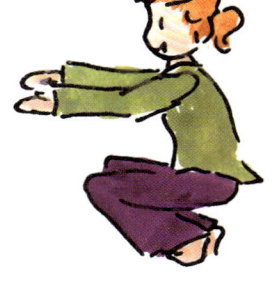

Alle 10 Aufgaben werden auf diese Weise der Reihe nach gelöst und für jede falsche Antwort wird eine andere Turnbewegung durchgeführt!

Zum Beispiel:

Frage 2 – 5 Liegestütze
Frage 3 – 15 x den Hampelmann springen
Frage 4 – 3 Runden laufen
Frage 5 – 5 x Zappelhandstand
Frage 6 – 20 Kniebeugen
Frage 7 – 3 Strecksprünge
Frage 8 – 10 x auf einem Bein hüpfen
Frage 9 – 3 Runden Sitzkarussell
Frage 10 – 20 x über eine Linie oder Seil hin- und herspringen.

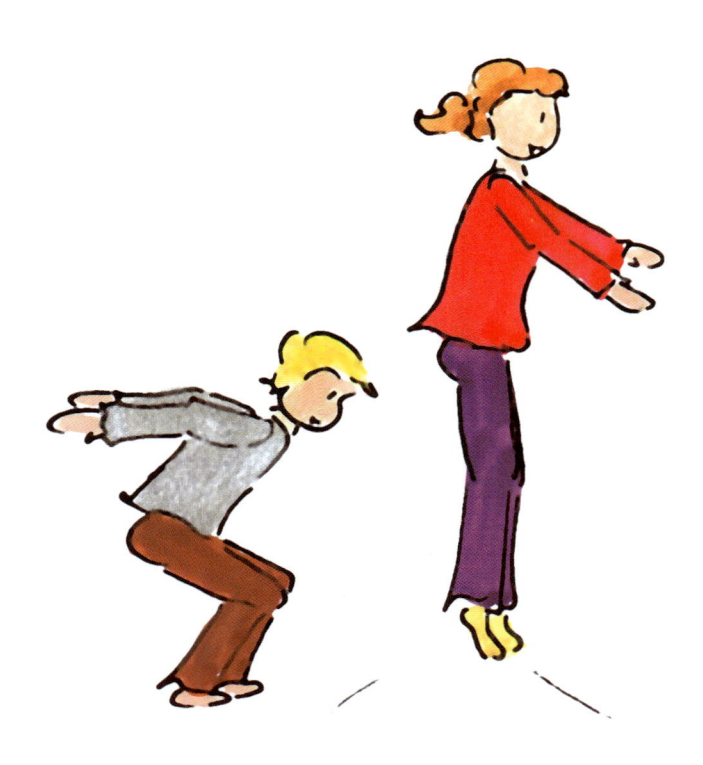

ZUCKERFALLE ODER ZAUBERSNACK?

Aufgabe: Ordne die nachstehenden Zahlen (= Anzahl an Zuckerwürfeln) richtig in die Tabelle ein!

Lösungszahlen: 9 – 22 – **86** – 129 – 13 – 35 – 19 – 33

Produkt	Menge	Zuckerwürfel
Süße Cerealien (Smacks)	600 g	**86**
Apfelsaft	1.000 ml	
Cola-Getränk	1.000 ml	
Milchmixgetränk Erdbeere	500 ml	
Kakaohaltiges Getränkepulver	500 g	
Cornflakes	500 g	
Vollmilchschokolade	100 g	
Fruchtjoghurt	150 g	
Vollkorn-Früchtemüsli	750 g	

(Lösung: **86**, 33, 35, 22, 129, 13, 19, 9, 66)

Das Autorinnenteam

Nicole Gebhardt ...

... ist Diplom-Sportwissenschaftlerin mit Zusatzqualifikation Psychomotorik. Sie arbeitet hauptamtlich bei der Deutschen Turnerjugend im Bereich Kinderturnen. Außerdem engagiert sie sich in einem Vereinsprojekt für übergewichtige Kinder und leitet eine Kinderleichtathletik-Gruppe.

Ursula Steinau ...

... ist Lerntherapeutin LRS/Dyskalkulie mit Zusatzqualifikationen in den Bereichen, Kinesiologie und Brain-Gym, Psychomotorik – Bewegung/Wahrnehmung/Sprache. Seit vielen Jahren ist sie als Übungsleiterin im Verein unter anderem im Kleinkinder- und Kinderturnen tätig. Sie hat sich auf der 2. Lizenzstufe in den Bereichen „Haltung und Bewegung", „Herzkreislauf" sowie „Bewegungsförderung für Kinder qualifiziert" und ist DTB-Rückenschulleiterin mit der Zusatzqualifikation für Kinder und DTB-Kursleiterin für übergewichtige Kinder. Als Referentin in den Bereichen „Präventive Bewegungsförderung für Kinder" und DTB Kinderturn-Club ist sie unter anderem in der Aus- und Fortbildung des Hessischen Turnverbandes eingebunden.

Interessante Adressen und Internetlinks

zusammengestellt von Ursula Steinau

Unter diesen Adressen können Informationen und Arbeitsmaterialien angefordert werden.

Deutsche Gesellschaft für Ernährung e. V., Godesberger Allee 18, 53175 Bonn, Telefon: 0228/3776-600, Internet: http://www.dge.de

Bundesministerium für Gesundheit (BMG), Friedrichstr. 108-110, 10117 Berlin, Telefon (03018) 441-0
Internet: www.die-praevention.de

BzgA Bundeszentrale für gesundheitliche Aufklärung, Ostmerheimer Str. 220, 51109 Köln, Tel.: 0221/8992-0, Internet: www.bzga.de

Bundesministerium für Ernährung, Landwirtschaft und Verbraucherschutz, Besser Essen, mehr Bewegen, Deichmanns Aue 29, 53179 Bonn, Tel: 0228/6845-3177
Internet: www.besseressenmehrbewegen.de

Deutsche Gesellschaft für Ernährung e. V., Referat Gemeinschaftsverpflegung, Godesberger Allee 18, 53175 Bonn, Tel.: 0228/3776 860, FitKid Aktion: www.fitkid-aktion.de
Projekt: Schule + Essen = Note 1: www.schuleplusessen.de

FKE Forschungsinstitut für Kinderernährung
Internet: www.fke-do.de

Landesvereinigung für Milch und Milcherzeugnisse Hessen e. V., Lochmühlenweg 3, 61381 Friedrichsdorf, Tel.: 06172/7106-291, Internet: www.milchhesse.de

Peter Köln KgaA, Postfach 629, 25333 Elmshorn, Tel.: 04121/6480
Internet: www.koelln.com

DTB KINDERTURN-CLUB

aid infodienst, Ernährung, Landwirtschaft, Verbraucherschutz e. V., Heilsbachstraße 16, 53123 Bonn, Telefon: 0228/8499-0, Internet: www.aid.de

Lidl-Schüler-Fitnesscup, Lidl Dienstleistung GmbH & Co. KG, Rötelstraße 30, 74166 Neckarsulm, Tel.: 030/65000-555, Internet: www.lidlfitnesscup.de

Rama – Gesunde Ernährung, Internet: www.rama.de

Barmer – www.barmer.de - Sport und gesunde Ernährung

Techniker Krankenkasse – www.tk-online.de
Stichwort / Suche: Familie & Kinder / Gesunder Kindergarten / Gesunde Schule /Ernährung / Bewegung

AOK – www.aok.de - Gesundheit – Essen und Trinken

INTERESSANTE INTERNET-KINDERSEITEN

Jolinchen / AOK – Kindermagazin – www.jolinchen.de

Blinde Kuh / Suchmaschine für Kinder – www.blinde-kuh.de

CMA/GML Milk-Master – www.milkmaster.de

KI.KA -www.kika.de – Suchwort: Gesunde Ernährung

Diese Liste erhebt keinen Anspruch auf Vollständigkeit.

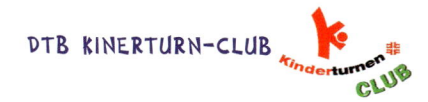

KOPIERVORLAGE

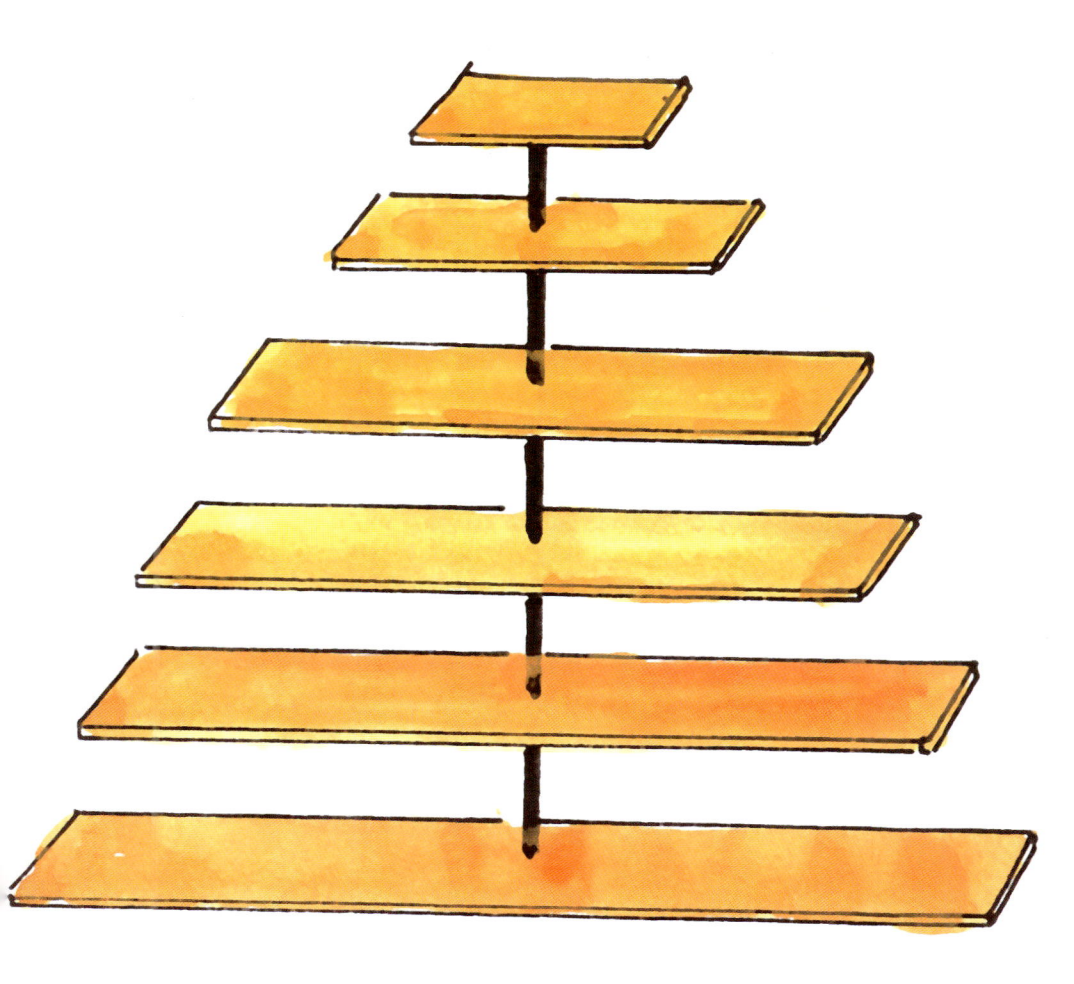

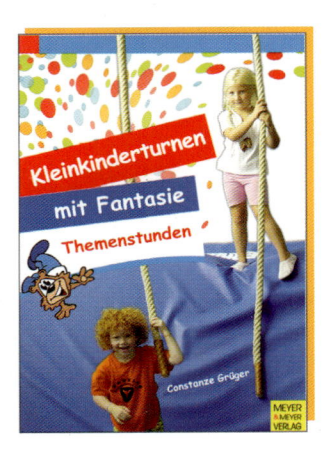

Constanze Grüger
KLEINKINDERTURNEN MIT FANTASIE

3. Auflage
152 Seiten, in Farbe, 4 Fotos, 64 Geräteaufbauten
Klappenbroschur, 16,5 x 24 cm
ISBN 978-3-89899-562-7
€ [D] 16,95 / SFr 29,50*

Preisänderungen vorbehalten und Preisangaben ohne Gewähr!
*Preise in SFr unverbindliche Preisempfehlung; alle €-Preise sind €-[D]-Preise

"HIER BEWEGT SICH WAS" IST AUCH IM ABO ERHÄLTLICH!

BESTELLCOUPON

Ich möchte „HIER BEWEGT SICH WAS" ab der nächsten Ausgabe im Abonnement (vier Hefte jährlich) zum Preis von € 49,00 zuzüglich anteilige Porto- und Versandkosten beziehen. Das Abonnement gilt für ein Jahr. Es verlängert sich automatisch um ein Jahr zu den dann gültigen Bedingungen, wenn ich nicht sechs Wochen vor Ablauf der Abonnementslaufzeit kündige.

Name/Vorname

Verein/Kindergarten/Schule

Straße/Nummer

PLZ/Ort

Telefon

Datum

1. Unterschrift

Gewünschte Zahlungsweise

☐ Bequem und bargeldlos durch Bankeinzug

Konto-Nr.

BLZ

Geldinstitut

☐ gegen Rechnung

Mir ist bekannt, dass ich diese Bestellung innerhalb von einer Woche (Poststempel) schriftlich widerrufen kann.

Datum   2. Unterschrift

MEYER & MEYER VERLAG

DIESE UND VIELE WEITERE BÜCHER AUS UNSEREM PROGRAMM KÖNNEN SIE BESTELLEN:

online
www.dersportverlag.de

per E-Mail
vertrieb@m-m-sports.com

per Telefon/Fax
02 41 - 9 58 10 - 13
02 41 - 9 58 10 - 10

per Post
MEYER & MEYER Verlag
Von-Coels-Str. 390,
52080 Aachen